Günter Kampf

PANDEMIEMANAGEMENT AUF DEM PRÜFSTAND

2G

Impressum

Bibliografische Information der Deutschen Nationalbibliothek:
Die Deutsche Nationalbibliothek verzeichnet diese Publikation in der
Deutschen Nationalbibliografie; detaillierte bibliografische Daten sind im
Internet über http://dnb.dnb.de abrufbar.

© 2023 Günter Kampf

Titelbild: Günter Kampf

Herstellung und Verlag: BoD – Books on Demand, Norderstedt

ISBN: 978-3-7347-1877-9

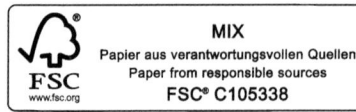

Vorwort

Im Mai 2020 äußerte sich der Ministerpräsident Sachsens Michael Kretschmer zu Spekulationen um den möglichen Verlust von Grundrechten für Ungeimpfte im Verlauf der Pandemie. Diese Behauptung sein absurd und bösartig. Doch im November 2021 traten in Deutschland wegen der „Infektionsdynamik" von COVID-19 die 2G-Kontaktbeschränkungen in Kraft. Damit war ausschließlich den Geimpften und Genesenen der Zugang zu fast allen Bereichen des öffentlichen und sozialen Lebens vorbehalten. Millionen ungeimpfter Bürger duften über Wochen nur noch in Geschäfte des täglichen Bedarfs wie Supermärkte, Apotheken oder Drogerien. Selbst das Betreten von Bekleidungsgeschäften oder Baumärkten war Ungeimpften über Wochen verboten. Es war ein bis dahin einmaliger selektiver Eingriff in die Grundrechte von Millionen Bürgern aufgrund eines Gesundheitszertifikats.

Zum Herbst 2021 stiegen die COVID-19-Fallzahlen wieder an, die Delta-Variante von SARS-CoV-2 machte praktisch alle Neuinfektionen aus. Die politischen Entscheider, unterstützt von einigen Wissenschaftlern bzw. Wissenschaftsorganisationen, wollten diese „vierte Welle brechen" und eine „Überlastung des Gesundheitssystems vermeiden". So lautete die offizielle Begründung für die Maßnahmen im Herbst 2021. 69 % der Bevölkerung hatten zu diesem Zeitpunkt bereits eine COVID-19-Grundimmunisierung, der Anteil unter den älteren Menschen ab 60 Jahren war mit 87 % sogar noch höher. Somit hatte ein Großteil der stärker gefährdeten Menschen ihr persönliches Risiko für einen schweren Verlauf von COVID-19 durch die Impfung bereits reduziert. Außerdem gab es weiterhin die Möglichkeit von COVID-19-Tests, um Virenträger zu entdecken und vorübergehend aus dem öffentlichen Leben auszuschließen.

Doch mit der 2G-Entscheidung standen die Ungeimpften im Fokus, weil sie als Hauptverursacher der Infektionsdynamik ausgemacht wurden. Zu dieser Einschätzung haben verschiedene öffentliche Äußerungen von Politkern sicher ihren Beitrag geleistet. „Wer geimpft ist, stellt keine Gefahr dar", sagte der bayrische Ministerpräsident Markus Söder im August 2021. Im Oktober desselben Jahres äußerte sich der Schweizer Bundesrat Alain Berset: „Mit dem Zertifikat kann man zeigen, dass man nicht ansteckend ist", was ausdrücklich die Geimpften mit einem Zertifikat einbezog.

Die Rollen waren nun klar verteilt. Das vereinfachte Verständnis der damaligen epidemiologischen Lage fand schließlich seine Umsetzung in den 2G-Regeln. Doch waren tatsächlich robuste wissenschaftliche bzw. epidemiologische Erkenntnisse vorhanden, die zur Rechtfertigung von 2G vorhanden waren? Und hat 2G den erwarteten epidemiologischen und gesundheitlichen Nutzen erbracht?

Der Präsident der Robert Koch-Instituts Lothar Wieler sprach sich am 25. Januar 2023 dafür aus, die Entscheidungen und Maßnahmen der Coronapandemie aufzuarbeiten. Es brauche hier eine saubere Analyse, um daraus für die Zukunft zu lernen. Es hätte bei den Empfehlungen zu Maßnahmen immer Spielräume gegeben, dieser sei jedoch während der Pandemie nicht ausreichend mit der nötigen Sorgfalt, Ruhe und Sachlichkeit betrachtet worden.

Ich werde in diesem Buch nun der Frage nachgehen, ob die Ungeimpften tatsächlich häufiger Virenträger waren, ob sie als COVID-19-Fall tatsächlich eine höhere Virenlast in sich tragen, das Virus tatsächlich länger ausscheiden bzw. im Gegensatz zu den Geimpften häufiger enge Kontaktpersonen oder Haushaltsmitglieder anstecken. Darüber hinaus werde ich versuchen zu klären, ob die von der Politik und Teilen der Wissenschaft formulierten Ziele von 2G tatsächlich erreicht wurden. Wurde die Infektionsdynamik gebrochen? Kam es zu weniger Übertragungen? Hat sich unter 2G die Impfquote deutlicher erhöht? Nur wenn ein relevanter gesundheitlicher Nutzen tatsächlich nachweisbar wäre, könnten im Rückblick derartig drastische Einschränkungen von Grundrechten für Millionen Bürger überhaupt gerechtfertigt werden. Wenn 2G jedoch keinen relevanten gesundheitlichen Nutzen zur Folge hatte, stellt sich die Frage zur Verhältnismäßigkeit dieser Beschlüsse und zur Verantwortung in Politik und Wissenschaft.

Abschließend bitte ich alle Leser, zwei Hinweise zu beachten. Aus Gründen der besseren Lesbarkeit wird im Folgenden auf die gleichzeitige Verwendung weiblicher und männlicher Sprachformen verzichtet. Sämtliche Personenbezeichnungen gelten gleichermaßen für alle Geschlechter. Der zweite Hinweis betrifft die Aktualität der hier dargestellten Informationen, denn die Entwicklung neuer Erkenntnisse in wissenschaftlichen Fachzeitschriften ist bei diesem Thema unverändert rasant. Die hier ausführlicher dargestellten Studienergebnisse habe ich mit größter Sorgfalt zusammengetragen und ich hoffe, bis zum Abschluss des Manuskripts keine wesentlichen Erkenntnisse übersehen zu haben. In diesem Sinn wünsche ich allen Lesern eine interessante und erkenntnisreiche Lektüre.

Inhaltsverzeichnis

1. Es begann in Hamburg 8

2. Entwicklungen im Zeitraum um 2G 11

   2.1. SARS-CoV-2-Varianten 11

      2.1.1. Höhere Übertragbarkeit der Omikron-Variante 12

      2.1.2. Mildere Verläufe durch die Omikron-Variante 12

      2.1.3. Mehr asymptomatische Fälle durch die Omikron-Variante 12

      2.1.4. Schwächere Impfwirkung gegenüber der Omikron-Variante 13

   2.2. Erst- und Auffrischimpfungen 15

   2.3. Hospitalisierte COVID-19-Fälle mit akuter Atemwegsinfektion 16

3. Begründungen für 2G 19

   3.1. „Ungeimpfte spielen mit dem Leben der anderen" 19

   3.2. „Ungeimpfte übertragen das Virus häufiger" 19

   3.3. „Neuinfektion zu 91,5% bei Ungeimpften" 19

   3.4. „Bei 8 bis 9 von 10 Ansteckungen sind Ungeimpfte involviert" 21

4. Ziel: COVID-19-Fallzahlen senken 23

   4.1. „Infektionsdynamik brechen" 23

   4.2. Hypothese für sinkende Fallzahlen 24

   4.3. Fallzahlen bei Geimpften und Ungeimpften 24

      4.3.1. Erkenntnisse aus Impfstoffstudien – symptomatische Fälle 24

      4.3.2. Daten aus Deutschland – symptomatische Fälle 25

      4.3.3. Erkenntnisse aus Impfstoffstudien – asymptomatische Fälle 26

      4.3.4. Zahlen aus Großbritannien – alle Fälle 26

   4.4. Wurde die Fallzahl durch 2G reduziert? 30

5. Ziel: Übertragungen verhindern 32

   5.1. „Ansteckungswahrscheinlichkeit senken" 32

   5.2. Hypothese für weniger Übertragungen 32

   5.3. Virenlast in Abhängigkeit vom Impfstatus 32

      5.3.1. RNA-Nachweis (PCR-Test) 32

      5.3.2. Nachweis infektiöser Viren (Zellkultur) 35

   5.4. Virenpersistenz in Abhängigkeit vom Impfstatus 37

   5.5. Quelle für Ausbruch: grundimmunisierter Patient 38

   5.6. Übertragungsraten nach Impfstatus der Indexfälle 38

   5.7. Hot Spots für Risikokontakte 41

   5.8. Ausbrüche unter Geimpften und Genesenen 42

      5.8.1. 2G in Bars: 10 % - 60 % infiziert 42

      5.8.2. 2G in Clubs: 1 % - 22 % infiziert 43

      5.8.3. 2G in Chorproben und -konzerten: 12 % - 40 % infiziert 43

      5.8.4. Weihnachtsfeier unter „fast 2G": 73 % infiziert 43

      5.8.5. 2G Pflegeheim: 39 % der Bewohner infiziert 44

   5.9. Wie sind die Ausbrüche zu deuten? 44

   5.10. Wurden Übertragungen durch 2G gesenkt? 44

6. Ziel: Anzahl schwerer Verläufe reduzieren 46

   6.1. „Überlastung des Gesundheitssystems verhindern" 46

   6.2. Wurden schwere Verläufe verhindert? 46

      6.2.1. Hospitalisierte COVID-19-Fälle 47

      6.2.2. COVID-19-Fälle auf Intensivstationen 50

7. Ziel: Druck auf Ungeimpfte erhöhen 53

8. War 2G verhältnismäßig? 55

8.1. Betroffene Grundrechte 55

8.2. Eignung 56

8.2.1. Eindämmung des Infektionsgeschehens 56

8.2.2. Überlastung des Gesundheitssystems verhindern 59

8.2.3. Höhere Impfquote erreichen 60

8.3. Erforderlichkeit 61

8.3.1. Das „mildeste gut geeignete Mittel" 61

8.3.2. Beeinträchtigungen durch 2G 61

8.3.3. Gezielte Testpflicht wahrscheinlich effektiver 63

8.3.4. 2G bei hoher Impfquote überhaupt erforderlich? 64

8.3.5. Nationaler Pandemieplan und Kontaktbeschränkungen 65

8.4. Verhältnismäßigkeit 66

8.4.1. Simulationsstudie: erwartbarer Effekt von 2G sehr gering 66

8.4.2. Urteil zu Einzelhandel (Niedersachsen) 67

8.4.3. Urteil zu Sport unter freiem Himmel (Niedersachsen) 67

9. Die Gesellschaft unter 2G 69

9.1. Öffentliche Äußerungen 69

9.2. Geimpfte denken stärker diskriminierend 71

9.3. Würde, Menschenrechte und Grundfreiheiten 73

9.4. Ausblick 73

10. Danksagung 75

Quellenverzeichnis 76

Zum Autor 89

1. Es begann in Hamburg

Die Freie und Hansestadt Hamburg hatte im August 2021 als erstes Bundesland ein 2G-Optionsmodell beschlossen, nach dem Betreiber von Gaststätten, Clubs, Hotels, Theatern, Kinos, Museen, Konzertsälen, Messen, Fitnessstudios, Saunen, Schwimmbädern und Sportveranstaltungen freiwillig auf 2G umstellen konnten. Diese Maßnahme sollte ermöglichen, Geimpften und Genesenen den Zugang ohne Kapazitätseinschränkungen, Abstandsgebote oder Testpflichten zu gewähren [1]. Nach diesem Modell war Ungeimpften der Zugang zu diesen Bereichen des öffentlichen Lebens verwehrt, selbst wenn sie einen tagesaktuellen negativen COVID-19-Test vorweisen konnten. Doch viele Geschäfte scheuten zunächst den Aufwand, jeden Impfausweis zu kontrollieren bzw. ungeimpfte Kunden auszugrenzen [2].

Ab dem 4. Dezember 2021 galt 2G verpflichtend für Gastronomie, Bars, Clubs, Diskos, körpernahe Dienstleister, Sport in geschlossenen Räumen sowie Freizeitchöre und Orchester [3]. Lediglich das Betreten von Supermärkten, Drogerien und Apotheken war ungeimpften Bürgern in dieser Zeit noch erlaubt [4]. Nach Ansicht des Senats bestand in der 2G-Personengruppe ein so geringes Infektionsrisiko, dass für sie die Lockerung ohne Testpflicht, Maskenpflicht, und Abstandsgebot als vertretbar angesehen wurde. Die Begründung für 2G in diesen Teilen des öffentlichen Lebens lautet außerdem, dass es sich hier um Einrichtungen mit Publikumsverkehr handelt, die durch ein **besonders hohes Infektionsrisiko** gekennzeichnet sind [5].

Am 6. Dezember 2021 wurde zusätzlich die Präsenzlehre an der Universität Hamburg zur 2G-Veranstaltung erklärt. Ungeimpften sollte aber bei Bedarf ein Ersatzangebot gemacht werden [6].

Am 12. Februar 2022 wurde die 2G-Regelung für den Einzelhandel aufgehoben [7]. Das wird unter anderem an den zahlreichen Klagen gelegen haben, von denen hier eine beispielhaft beschrieben wird.

Bereits am 30. Dezember 2021 hat der Bayrische Verwaltungsgerichtshof entschieden, dass Bekleidungsgeschäfte, Buchhandlungen und Blumenläden der „Deckung des täglichen Bedarfs" dienen und somit nicht unter die 2G-Regel fallen. Nach dem Urteil der Richter sind Bekleidungsgeschäfte deshalb von der 2G-Regel ausgenommen, "weil deren Bedeutung für die Allgemeinheit nicht hinter die von Schuhen, Büchern, Schnittblumen oder Gartengeräten zurücktrete und der Bedarf an Kleidung täglich eintreten könne" [8]. Schon vorher hatten die Richter klargestellt, dass Spielzeugläden ebenfalls davon ausgenommen sind. Wie wichtig und dringlich ein täglicher Bedarf sein müsse, damit das Geschäft nicht der 2G-Vorschrift unterliegt, sei weder dem Verordnungstext noch der Begründung zu entnehmen [8].

Die 2G-Regelung wurde ab dem 4. März 2022 durch die 3G-Regelung in Restaurants und Hotels ersetzt. Ab dem 20. März 2022 wurde 2G für Clubs, Diskos und Veranstaltungen unter Auflagen beendet. Die letzten Auflagen für den Zugang zu ausgewählten Bereichen galten noch bis zum 30. April 2022, beispielsweise ein negativer Test für Ungeimpfte (Tabelle 1).

Datum	Super- märkte, Drogerien, Apotheken	Einzel- handel	Restaurants, Hotels	Clubs, Dis- kos, Veranstal- tungen
20.11.2021	👍	✊	✊	✊
12.02.2022	👍	👍	✊	✊
04.03.2022	👍	👍	👍*	✊
20.03.2022	👍	👍	👍*	👍*
01.05.2022	👍	👍	👍	👍

Tabelle 1: Bereiche des öffentlichen Lebens, zu denen Ungeimpfte während der 2G-Regelung keinen Zugang hatten; *nur mit einem negativen COVID-19-Test (3G).

Die Folge dieses Beschlusses war einerseits die Ausgrenzung aller Ungeimpften ohne vorherige COVID-19-Infektion aus großen Teilen des öffentlichen Lebens. Doch auch Geimpfte und Genesene konnten während dieser Zeit ausgegrenzt sein, wenn die Gültigkeit ihrer Impfung (nach neun Monaten) oder ihres Genesenennachweises (nach sechs Monaten; ab dem 15. Januar 2022 bereits nach drei Monaten) abgelaufen war.

In Österreich wurden vergleichbare Kontaktbeschränkungen für Ungeimpfte beschlossen. Zunächst hatte die Regierung Österreichs noch eine 2G-Regel für Lokale, Tourismus, Veranstaltungen und Sport eingeführt: Nach dieser Regel hatten nur noch Geimpfte und von COVID-19 Genesene Zutritt. Im November 2021 wurden noch schärfere Kontaktbeschränkungen für Ungeimpfte beschlossen. Man sprach von einem „Lockdown für Ungeimpfte". Sie durften ihr Zuhause nur noch dann verlassen, wenn sie ihre täglichen Bedürfnisse decken wollten, zur Arbeit zu gehen wollten oder wenn sie Hilfe benötigten. Diese selektive Einschränkung der Grundrechte von Ungeimpften ging in Österreich somit noch etwas weiter.

2. Entwicklungen im Zeitraum um 2G

Für die spätere Bewertung der möglichen Effekte von 2G ist es wichtig, sich die Entwicklungen verschiedener Faktoren vor Augen zu führen, die als Erklärung für Veränderungen der COVID-19-Fallzahlen oder schwerer COVID-19-Verläufe in Betracht kommen können.

2.1. SARS-CoV-2-Varianten

Im Herbst 2021 herrschte in Deutschland fast ausschließlich die Delta-Variante vor. Doch die Omikron-Variante setzte sich zum Jahresende hin immer mehr durch und machte bereits Ende Januar 2022 mehr als 90 % aller COVID-19-Fälle in Deutschland aus (Abbildung 1).

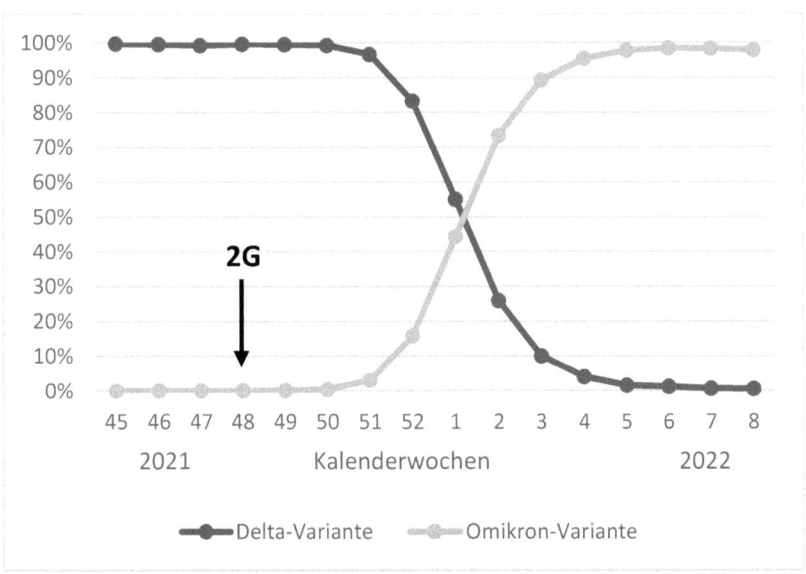

Abbildung 1: Anteil der SARS-CoV-2-Varianten bei neuen COVID-19-Fällen in Deutschland; Daten aus den jeweiligen Wochenberichten des Robert Koch-Instituts; 2G wurde am 18. November 2021 beschlossen und beispielsweise in Hamburg ab dem 4. Dezember 2021 (KW 48) umgesetzt.

Dieser Wechsel der SARS-CoV-2-Varianten ist aus verschiedenen Gründen von großer Bedeutung im Hinblick auf die Interpretation des Infektionsgeschehens in dieser Zeit.

2.1.1. Höhere Übertragbarkeit der Omikron-Variante

Eine Untersuchung aus Spanien zeigte, dass unabhängig von der Impfung der Studienteilnehmer die Omikron-Variante in 39 % zu einer Zweitinfektion führte, wohingegen es bei der Delta-Variante nur 26 % waren [9]. Aus Dänemark wurde berichtet, dass die Übertragbarkeit der Omikron-Variante etwa dreifach höher ist als die der Delta-Variante [10]. Somit war davon auszugehen, dass es mit der zunehmenden Dominanz der Omikron-Variante bei unveränderten Maßnahmen zu mehr COVID-19-Fällen kommen würde, unabhängig vom Schweregrad der Erkrankung.

2.1.2. Mildere Verläufe durch die Omikron-Variante

Bereits im Dezember 2021 war im *British Medical Journal* zu lesen, dass eine vorläufige Auswertung der Daten aus Südafrika für die Omikron-Variante ein 65 % niedrigeres Risiko für eine Hospitalisierung ergab [11]. Spätere Studien belegten diese Größenordnung. So wurde aus Großbritannien berichtet, dass nach dem Übergang von der Delta- zur Omikron-Variante 56 % weniger COVID-19-Patienten die Notaufnahme eines Krankenhauses aufsuchten [12]. Es war also auch für Deutschland davon auszugehen, dass bei unveränderten Gesamtfallzahlen ein geringerer Anteil so schwer erkranken würde, dass eine Behandlung wegen COVID-19 im Krankenhaus erforderlich würde.

2.1.3. Mehr asymptomatische Fälle durch die Omikron-Variante

Mit der zunehmenden Dominanz der Omikron-Variante kam es zu mehr milden und asymptomatischen Verläufen [13]. Asymptomatische Verläufe waren darüber hinaus mit der Omikron-Variante wahrscheinlicher, wenn die Impfquote bei mindestens 80 % lag [14]. Es war also unabhängig vom Impfstatus davon auszugehen, dass es mit der

Omikron-Variante insgesamt mehr symptomfreie und damit unentdeckte SARS-CoV-2-Quellen geben würde, die nur mit einem geeigneten Test hätten entdeckt werden können.

2.1.4. Schwächere Impfwirkung gegenüber der Omikron-Variante

Die ursprünglich hohe Impfwirkung von etwa 90 % aus den Phase-3-Studien der Impfstoffhersteller (Kapitel 4.3.1.), gemessen als Reduktion von symptomatischen COVID-19-Fällen, ließ während der Omikron-Dominanz deutlich nach. Erste Erkenntnisse aus Südafrika deuteten bereits im Dezember 2021 darauf hin, dass die Schutzwirkung vor einer symptomatischen Infektion mit der Omikron-Variante bei nur etwa 50 % liegt [15].

Im gleichen Monat wurde aus Großbritannien berichtet, dass 20 Wochen nach Abschluss einer Impfung mit dem Präparat von Astra-Zeneca (Handelsname: Vaxzevria) sogar keine Wirkung mehr gegenüber der Omikron-Variante vorhanden war, mit dem Impfstoff von BioNTech/Pfizer (Handelsname: Comirnaty) betrug die Impfwirkung nach 25 Wochen nur noch 8,8 % [16]. Durch eine Auffrischimpfung konnte die Impfwirkung von Comirnaty jedoch für einige Wochen wieder auf mindestens 40 % erhöht werden [16].

In Hongkong wurde die Impfwirkung prospektiv an 8 636 Personen während der Omikron-BA.2-Phase untersucht [17]. Bei 903 Personen wurde im Beobachtungszeitraum COVID-19 diagnostiziert, von denen 65,2 % Symptome zeigten. Die Impfwirkung von Comirnaty gegenüber einer symptomatischen COVID-19-Infektion lag praktisch durchgängig unter 50 %, lediglich bei Personen mit einer Auffrischimpfung war sie mit 50,9 % etwas oberhalb der in der Europäischen Union angestrebten Mindestwirksamkeit von 50 % [18]. Bei vollständig Geimpften war sogar keine Impfwirkung mehr vorhanden, wenn der Abschluss der Impfung mindestens drei Monate zurücklag (Abbildung 2).

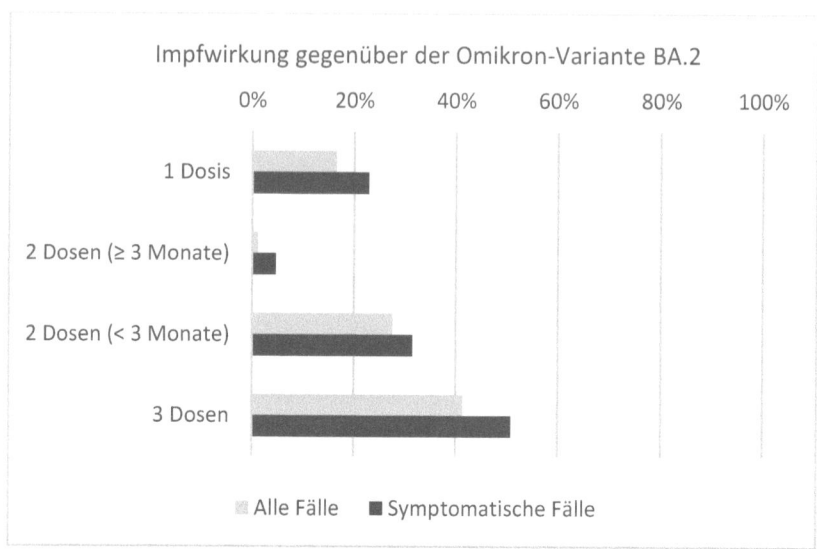

Abbildung 2: Impfwirkung von Comirnaty (alle COVID-19-Fälle) während der Omikron-BA.2-Dominanz in Hongkong in Abhängigkeit von der Anzahl der Impfdosen sowie des Zeitabstandes zur letzten Dosis [17].

Die Unterschiede in der Impfwirkung nach Altersgruppen zeigen ein interessantes Gesamtbild (Abbildung 3). Während bei Kindern und Erwachsenen im Alter bis 59 Jahren entweder keine oder eine moderate Impfwirkung in Abhängigkeit von der Anzahl der Impfdosen zu sehen war, wurde bei Erwachsenen im Alter ab 60 Jahren sogar eine negative Impfwirkung beschrieben, die nach zwei Impfdosen – 107 % betrug, wenn die letzte Impfdosis mindestens drei Monate zurücklag. In dieser Personengruppe war somit die Wahrscheinlichkeit einer Ansteckung mit SARS-CoV-2 etwa doppelt so hoch wie bei Ungeimpften.

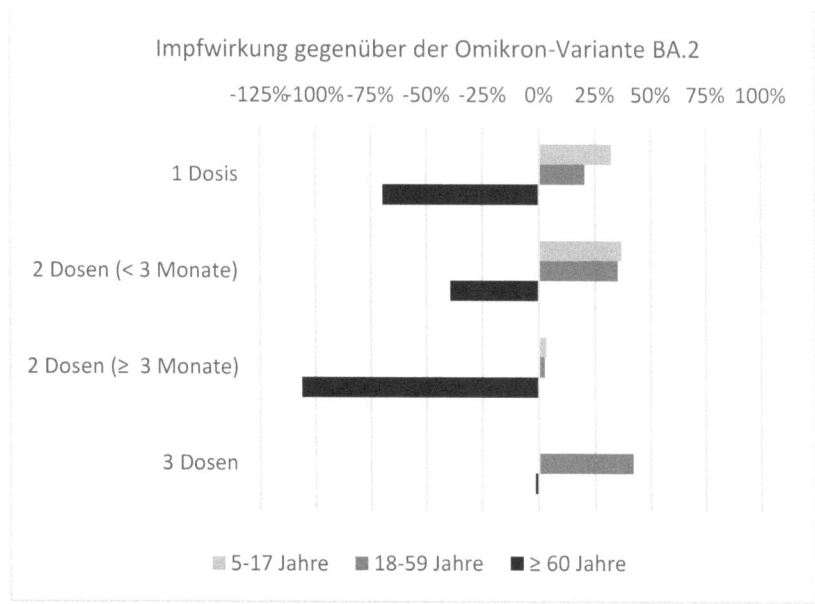

Abbildung 3: Impfwirkung von Comirnaty (alle COVID-19-Fälle) nach Anzahl und Zeitpunkt der Impfdosen in verschiedenen Altersgruppen während der Omikron-BA.2-Dominanz in Hongkong [17].

2.2. Erst- und Auffrischimpfungen

Zwischen November 2021 und Februar 2022 erhöhte sich der Bevölkerungsanteil mit einer vollständigen COVID-19-Impfung von 69 % auf 76 % (+ 7 %), während der Anteil der Menschen mit einer Auffrischimpfung von 5 % auf 57 % stieg (+ 52 %; Abbildung 4).

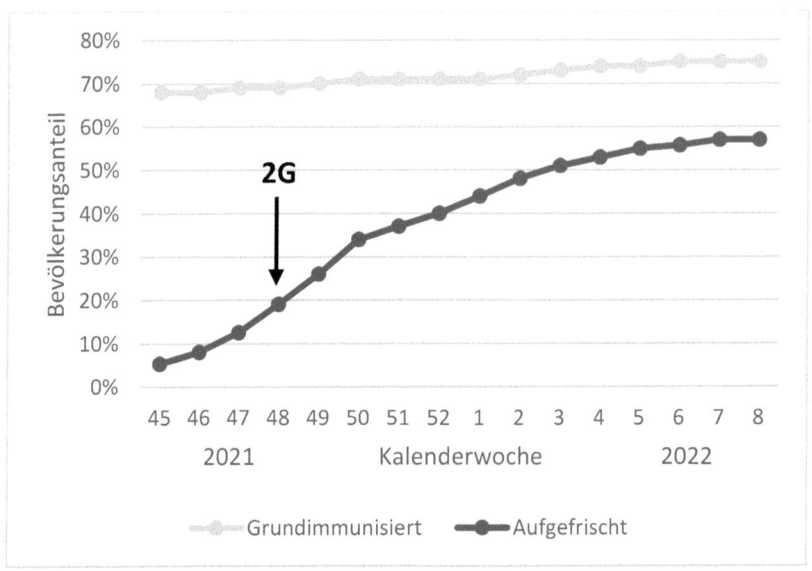

Abbildung 4: Bevölkerungsanteile in Deutschland mit einer vollständigen COVID-19-Impfung bzw. einer Auffrischimpfung zwischen November 2021 und Februar 2022; Daten aus den jeweiligen Wochenberichten des Robert Koch-Instituts; 2G wurde am 18. November 2021 beschlossen und beispielsweise in Hamburg ab dem 4. Dezember 2021 (KW 48) umgesetzt.

2.3. Hospitalisierte COVID-19-Fälle mit akuter Atemwegsinfektion

Das Institut für das Entgeltsystem im Krankenhaus (InEK) stellt Daten der gesetzlichen Krankenkassen in Deutschland zur Verfügung [19]. Anhand der ICD-10-Codes ("International Code of Disease"; deutsch: Internationale Klassifikation von Krankheiten) kann ausgewertet werden, wie viele COVID-19-Fälle mit der Hauptdiagnose einer akuten Atemwegsinfektion im Krankenhaus behandelt wurden. Als hospitalisierter COVID-19-Fall wurde jeder Patient gezählt, bei dem im Labor SARS-CoV-2 durch PCR oder Antigentest nachgewiesen war (ICD-10 Code: U07.1). Als akute untere Atemwegsinfektion wurden die ICD-10-Codes J09 bis J22 gewertet, als akute obere Atemwegsinfektion die

ICD-10-Codes von J00 bis J06. In Abbildung 5 ist der Anteil aller COVID-19-Patienten mit der Hauptdiagnose einer unteren oder oberen Atemwegsinfektion dargestellt.

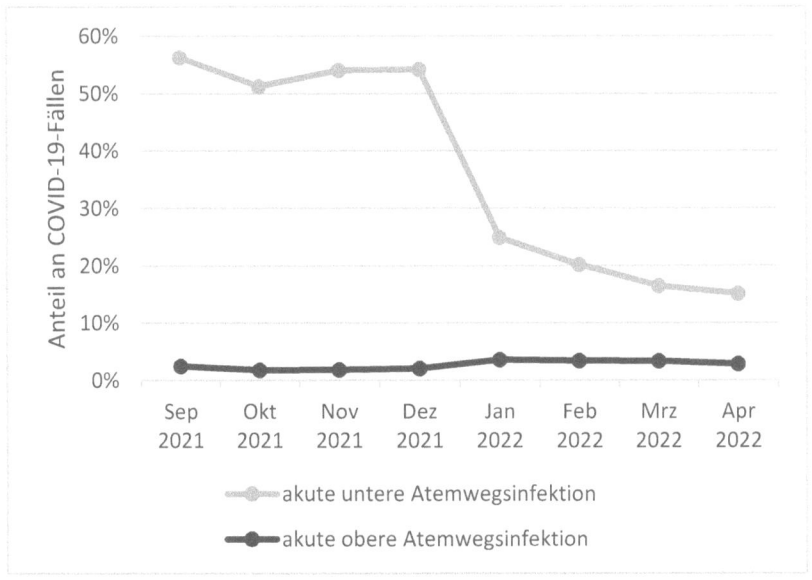

Abbildung 5: Anteil der hospitalisierten COVID-19-Patienten mit der Hauptdiagnose einer akuten unteren Atemwegsinfektion (ICD-10 Codes: J09 bis J22) bzw. einer akuten oberen Atemwegsinfektion (ICD-10 Codes: J00 bis J06); Auswertung von Karsten Montag auf Basis der InEk Daten [19].

In den ersten drei Wellen in 2020 und 2021 lag der Anteil der hospitalisierten COVID-19-Patienten mit der Hauptdiagnose einer akuten unteren Atemwegsinfektion etwa bei 56 % [20]. Dieser Anteil fand sich weiterhin in einer vergleichbaren Größenordnung bis zum Dezember 2021 (Abbildung 5). Danach sank er jedoch innerhalb von zwei Monaten auf 15 % bis 20 %. Parallel dazu veränderte sich der Anteil der hospitalisierten COVID-19-Patienten mit der Hauptdiagnose einer akuten oberen Atemwegsinfektion nur unwesentlich, nämlich von etwa 2 % am Ende der Jahres 2021 auf um die 3 % zu Beginn des Jahres 2022. Somit wurde die Hauptdiagnose COVID-19 als akute

Atemwegsinfektion in Krankenhäusern in 2022 deutlich seltener. Die wahrscheinlichste Erklärung für diese Veränderung war die zunehmende Dominanz der Omikron-Variante zu Beginn des Jahres 2022.

3. Begründungen für 2G

3.1. „Ungeimpfte spielen mit dem Leben der anderen"

Am 15. November 2021 äußerte sich der SPD-Politiker Karl Lauterbach wie folgt: „Das gesamte öffentliche Leben muss auf 2G reduziert sein. Die Kontrollen mit Strafen, unangenehm und teuer, ich weiß, sind das zentrale Mittel. Die Ungeimpften müssen das ertragen, weil, wenn man ehrlich ist, sie auch mit dem Leben der anderen spielen" [21].

Diese Aussage impliziert zunächst, dass lediglich von Ungeimpften eine gesundheitliche Gefahr für andere Mitmenschen ausgeht, selbst wenn diese Mitmenschen bereits geimpft oder genesen sind. Darüber hinaus soll diese gesundheitliche Gefahr derartig gravierend sein, dass allein die Anwesenheit Ungeimpfter im öffentlichen Leben ausreichend ist, um „mit dem Leben der anderen zu spielen".

3.2. „Ungeimpfte übertragen das Virus häufiger"

Am 15. November 2021 sprach sich die Vorsitzende des Deutschen Ethikrates Alena Buyx für eine flächendeckende 2G-Regelung aus. Die Situation sei bedrohlich. Es drohe schon wieder eine Überlastung der Krankenhäuser. Ungeimpfte würden das Virus häufiger und länger weitertragen. Vor allem hätten sie eine höhere Wahrscheinlichkeit für einen schwereren Verlauf [22].

3.3. „Neuinfektion zu 91,5% bei Ungeimpften"

Der Erste Bürgermeister Hamburgs Peter Tschentscher sagte am 16. November 2021, dass 91,5 % der Neuinfektionen auf Personen ohne vollen Impfschutz zurückzuführen seien (später vereinfacht als „Ungeimpfte" bezeichnet). Personen mit vollem Impfschutz („Geimpfte") machten nur 8,5 % der Neuinfektionen aus. Damit läge die Inzidenz bei den Geimpften bei 22, bei den Ungeimpften jedoch bei 605 [23]. Der hohe Inzidenzwert bei Ungeimpften war die Begründung für das 2G-Konzept in Hamburg [24]. Später behauptete Tschentscher jedoch, dass politische Maßnahmen nicht auf diesem Zahlenwerk gefußt hätten [25].

Eine Bürgerschaftsabgeordnete stellte nach der Präsentation der Zahlen eine Anfrage an den Senat. Die Antwort war eine kleine Sensation, denn der Impfstatus war bei 63,2 % der Fälle unbekannt, 22,5 % galten als geimpft und 14,3 % als ungeimpft [26]. Man hatte die Gesamtheit der Fälle mit unklarem Impfstatus einfach den Ungeimpften zugeschrieben. Somit wurden aus 91,5 % auf einmal 22,5 % der Fälle bei Ungeimpften. Damit waren Infektionen bei Ungeimpften nicht mehr 10,8-fach häufiger, sondern nur noch 1,6-fach häufiger. Ein gewaltiger Unterschied! Frau von Treuenfels-Frowein sagte nach ihrer Anfrage beim Senat dazu [26]: „Ich halte dieses Vorgehen für unverantwortlich. Wer auf der Grundlage falscher Zahlen unter anderem Grundrechtseingriffe vornimmt, darf sich nicht wundern, wenn deren Akzeptanz bei den Hamburgern rapide abnimmt." Am 11. Januar 2022 räumte der Labormediziner Tschentscher ein, dass die Zahlen des Novembers 2021 **grob falsch** gewesen seien, dass die Datenbasis zu dem Zeitpunkt **viel zu dünn** gewesen sei und diese **niemals zu der dann eben falschen Berechnung hätten herangezogen werden dürfen** [27].

Im Januar 2022 sagte Tschentscher vor der Landespressekonferenz: "Wenn man ganz präzise gewesen wäre, hätte man sagen müssen, 90 % der Infektionen beziehen sich auf Personen, von denen wir bisher nicht eindeutig wissen, dass sie geimpft sind. Auf die Idee sind wir zu dem Zeitpunkt gar nicht gekommen, dass man das so stark einschränken musste. Aber so ist die Zahl zustande gekommen". Das ist eine für mich unfassbare Aussage. Die Datenlage war doch so denkbar einfach, da es nur Kategorien „unbekannter Impfstatus" oder „bekannter Impfstatus" gab, mit der Differenzierung in der zweiten Gruppe in „vollständig geimpft" bzw. „ungeimpft". Dazu braucht es keine Fantasie, auch keine Idee, und es ist auch keine „starke Einschränkung" der Zahlen, sondern ein Abbild der Realität in der Bevölkerung. Diese Grundlagen sollten einem promovierten Labormediziner bekannt sein.

3.4. „Bei 8 bis 9 von 10 Ansteckungen sind Ungeimpfte involviert"

In der 10. Ad-hoc-Stellungnahme der Leopoldina vom 27. November 2021 zur Bewertung der „kritischen Lage" wird unter anderem postuliert, dass Ungeimpfte in einen Großteil der Neuinfektionen involviert sind (ca. 8 bis 9 von 10 Ansteckungen). Eine vergleichbare Beschreibung der Bedeutung der Geimpften für die „kritische Lage" findet sich bei der Leopoldina jedoch nicht [28]. Allein deshalb ist diese Gesamtdarstellung manipulativ und irreführend, denn der Leser muss im Umkehrschluss vermuten, dass nur bei 1 bis 2 von 10 Ansteckungen Geimpfte involviert sind. Das war jedoch mitnichten der Fall.

Als Quelle dieser manipulativen und irreführenden Behauptung wird eine **Simulationsstudie** angeben, die erst einen Tag zuvor, also am 26. November 2021, als Vorveröffentlichung der Fachwelt zur Verfügung stand [29]. Sie hat den Titel „Germany's current COVID-19 crisis is mainly driven by the unvaccinated" (deutsch: Deutschlands aktuelle COVID-19-Krise wird hauptsächlich von den Ungeimpften angetrieben). Darin sind in zwei Modellrechnungen die Anteile der Geimpften und Ungeimpften beschrieben, die als Quelle und als Neuinfektion in Betracht kommen. Nach dieser Simulation machen nach einem der Modelle Übertragungen von Ungeimpften auf andere Ungeimpfte 51 % der neuen Fälle aus, 25 % sind es bei den Übertragungen von Ungeimpften auf Geimpfte und 15 % bei den Übertragungen von Geimpften auf Ungeimpfte. Die Übertragung zwischen Geimpften hat nach dieser Hochrechnung einen Anteil von 9 %. Somit sind tatsächlich bei 91 % der neuen Fälle Ungeimpfte „involviert", in 66 % als Neuinfektion und in 76 % als Quelle. Wenn man jedoch den gleichen Maßstab an die Geimpften anlegt, dann sind diese bei ca. 5 von 10 Ansteckungen beteiligt (49 %), in 34 % als Neuinfektion und in 24 % als Quelle. Durch das Weglassen dieser wesentlichen Information entsteht jedoch beim Leser ein vermutlich gewünschter, jedoch falscher Gesamteindruck hinsichtlich der epidemiologischen Relevanz der Ungeimpften.

Doch wie realistisch war diese Berechnung überhaupt? Simulationsstudien werden immer mit klar definierten Annahmen durchgeführt. In der für die Leopoldina relevanten Studie zur Bedeutung der Ungeimpften wurde neben anderen Parametern die Häufigkeit von Kontakten zwischen bestimmten Altersgruppen und Teilpopulationen angenommen. Diese beruhte auf einem Datensatz aus dem Jahr 2008, bei dem Freizeitkontakte etwa 20 % aller Kontakte ausmachten [30]. Die Autoren der Simulationsstudie haben jedoch nicht berücksichtigt, dass im Beobachtungszeitraum Oktober 2021 die Freizeitkontakte von geimpften und ungeimpften Personen nicht vergleichbar waren. In vielen Bereichen war bereits damals der Zugang nur für die 2G-Bevölkerung möglich, die sich in Restaurants, überfüllten Stadien und Konzertsälen aufhalten konnte, während ungeimpfte Personen von vielen dieser Bereiche ausgeschlossen waren. Darüber hinaus waren für die 2G-Bevölkerung in diesen Umgebungen nicht immer Maßnahmen wie Gesichtsmasken oder Abstandsgebote erforderlich, so dass ein präpandemisches Verhalten möglich war, das schließlich zu mehreren Ausbrüchen unter vollständig geimpften Personen führte (siehe auch 5.8.). Aus diesem Grund sind die „Ergebnisse" dieser Simulationsstudie mit Vorsicht zu genießen und sollten nicht überbewertet werden. Erkenntnisse aus tatsächlichen Messungen haben nach meiner Einschätzung trotz möglicher methodischer Schwächen grundsätzlich Vorrang.

Ein zweiter kritischer Punkt in der Stellungnahme der Leopoldina ist die Anwendung der vom Robert Koch-Institut veröffentlichten geschätzten durchschnittlichen Impfstoffwirksamkeit von 72 % vor symptomatischem COVID-19 bei Erwachsenen [31]. Vorveröffentlichte bevölkerungsbezogene Daten aus Schweden deuteten schon im Oktober 2021 darauf hin, dass die Wirksamkeit des Impfstoffs zur Verhinderung von symptomatischem COVID-19 innerhalb weniger Monate nachlässt und nach vier bis sieben Monaten vollständig verschwunden sein kann [32]. Die Annahme einer niedrigeren Impfstoffwirksamkeit hätte die Realität vermutlich besser abgebildet.

4. Ziel: COVID-19-Fallzahlen senken

4.1. „Infektionsdynamik brechen"

Laut § 28b des Infektionsschutzgesetzes ist der Zweck aller Maßnahmen, die Verbreitung von COVID-19 zu verhindern. In der Beschlussfassung der Bundeskanzlerin und der Länderregierungschefs vom 18. November 2021 wird betont [33], dass Ungeimpfte häufiger ... „ein deutlich höheres Ansteckungsrisiko für andere aufweisen". Daher seien besondere Maßnahmen wie eine flächendeckende 2G-Regelung beim Überschreiten von Schwellenwerten notwendig und gerechtfertigt, **„um die Infektionsdynamik zu brechen"**.

Dieses Ziel wird ebenso vom Wissenschaftlichen Dienst des Deutschen Bundestages ausgegeben und als „legitimes Ziel" beschrieben. Es findet sich in der Formulierung „die fortschreitende Verbreitung des Coronavirus SARS-CoV-2 und der hierdurch verursachten Krankheit COVID-19 einzuschränken" [34].

Die Leopoldina nahm in ihrer 10. Ad-hoc-Stellungnahme vom 27. November 2021 ebenfalls zu 2G Stellung [28]. Dazu heißt es im Absatz zu „deutlichen Kontaktreduktionen":

Leopoldina: Folgende Maßnahmen sollten umgesetzt werden:

- Streng kontrollierte 2G-Regelung und eine Anwendung der AHA+L-Regeln in öffentlich zugänglichen Innenräumen und bei Veranstaltungen, mit Ausnahme von Räumlichkeiten lebensnotwendiger Infrastruktur (Supermärkte, Arztpraxen etc.). Wenn eine Einhaltung der 2G-Regeln nicht garantiert werden kann, müssen Veranstaltungen abgesagt werden.
- Kontaktbeschränkungen für Ungeimpfte, auch im Privatbereich.

Diese Maßnahmen wurden als **„sofort wirksam"** zur Eindämmung des Infektionsgeschehens beschrieben und könnten in Ergänzung zu anderen Maßnahmen **den exponentiellen Anstieg der Neuinfektionen in der vierten Welle beenden**.

Aus epidemiologischer Sicht geht es hier um die Zahl aller Neuinfektionen, unabhängig von ihrem Schweregrad, und somit auch um mögliche Quellen einer Übertragung. Als COVID-19-Fall gilt in Deutschland jede Person mit einem im Labor bestätigten Nachweis von SARS-CoV-2 durch PCR oder einen Antigentest, unabhängig vom Vorhandensein von Symptomen bzw. der Art der Symptome [35]. Die Gesamtfallzahl beinhaltet also asymptomatische Virenträger sowie symptomatisch Erkrankte einschließlich schwerer Verläufe (Gesamtfallzahl).

4.2. Hypothese für sinkende Fallzahlen

Einige Wissenschaftler und zahlreiche Politiker haben offenbar angenommen, dass Ungeimpfte deutlich häufiger die Quelle von Übertragungen von SARS-CoV-2 auf andere Personen sind. Diese Hypothese wurde unter anderem von der Leopoldina vertreten und mit einer vorveröffentlichten Simulationsstudie begründet (Kapitel 3.4.) [29]. Wenn also Ungeimpfte häufiger eine Übertragungsquelle sind und durch 2G weniger Kontakte haben, sind in der Tat Übertragungen auf Kontaktpersonen unwahrscheinlicher. In der Folge müsste die Zahl neuer COVID-19-Fälle im Lauf der Zeit sinken.

4.3. Fallzahlen bei Geimpften und Ungeimpften

4.3.1. Erkenntnisse aus Impfstoffstudien – symptomatische Fälle

Drei Phase-3-Studien mit Originaldaten über symptomatische COVID-19-Fälle bei geimpften Studienteilnehmern und Kontrollpersonen wurden zu den Impfstoffen gefunden, die in Deutschland bedingt zugelassen wurden (Tabelle 2). Die Zahl neuer **symptomatischer COVID-19-Fälle** war bei den Grundimmunisierten deutlich niedriger, doch wurden auch bei den geimpften Personen neue COVID-19-Fälle innerhalb der ersten zwei bis drei Monate nach Abschluss der Impfung gefunden. Diese Personen kommen natürlich auch als eine mögliche Quelle für die Verbreitung von SARS-CoV-2 in Betracht.

Impfstoff	Symptomatische COVID-19-Fälle bei		Impfwirkung	Quelle
	Geimpften	Ungeimpften		
Vaxzevria	0,4 %	1,5 %	74 %	[36]
Spikevax	0,07 %	1,2 %	94 %	[37]
Comirnaty	0,04 %	0,9 %	95 %	[38]

Tabelle 2: Häufigkeit symptomatischer COVID-19-Fälle (Probanden mit mindestens einem Symptom, das auf COVID-19 hinweist, und einem positiven PCR-Test zum Nachweis von SARS-CoV-2-RNA) in Phase-3-Impfstudien; Impfstoffhersteller: AstraZeneca (Vaxzevria), Moderna (Spikevax), BioNTech/Pfizer (Comirnaty).

Die Studien wurden in 2020 bis zum Januar 2021 durchgeführt. Zu dieser Zeit ging man davon aus, dass die Teilnehmer gegenüber SARS-CoV-2 immunologisch naiv sind. Der Beobachtungszeitraum nach Abschluss der Impfung betrug zwei bis drei Monate. Deshalb sind die hier dargestellten Erkenntnisse nicht direkt auf den Herbst 2021 übertragbar, denn Mitte November 2021 waren in Deutschland 69 % der Bevölkerung grundimmunisiert [39], 5 % hatten eine Auffrischimpfung erhalten [39] und etwa 5 Millionen Menschen waren laut Statista bereits von COVID-19 genesen. Die Schutzwirkung der Impfung ließ jedoch bereits nach einigen Monaten gegenüber der zu diesem Zeitpunkt in Deutschland vorherrschenden Delta-Variante nach [40]. Deshalb lässt sich aus den Daten der Phase-3-Studien die Proportionen von symptomatischen COVID-19-Fällen unter Geimpften und Ungeimpften im Herbst 2021 nicht abschätzen.

4.3.2. Daten aus Deutschland – symptomatische Fälle

Die Häufigkeit **symptomatischer COVID-19-Fälle** wurde vom Robert Koch-Institut in drei Altersklassen nach ihrem Impfstatus beschrieben. Im Wochenbericht vom 18. November 2021 sind in der Altersgruppe der 12- bis 17-Jährigen etwa 30 Fälle pro 100 000 Grundimmunisierte zu finden, die Rate lag mit etwa 280 Fällen bei Ungeimpften weitaus höher. In der Altersgruppe der 18- bis 59-Jährigen ist der Unterschied etwas geringer (etwa 75 Fälle pro 100 000 Grundimmunisierte, etwa 210 Fälle pro 100 000 Ungeimpfte). In der Altersgruppe der mindestens 60-Jährigen findet sich ein ähnlicher Unterschied (etwa 45 Fälle pro 100 000 Grundimmunisierte, etwa 120 Fälle pro 100 000 Ungeimpfte). Nach diesen Zahlen sind symptomatische COVID-19-Fälle pro 100 000 Ungeimpfte in allen Altersgruppen deutlich häufiger [39]. Zahlen zur Gesamtheit aller COVID-19-Fälle, die auch asymptomatische Virenträger als mögliche Virenquelle einschließen, liegen aus Deutschland leider nicht vor.

4.3.3. Erkenntnisse aus Impfstoffstudien – asymptomatische Fälle

In der frühen Studie mit Vaxzevria (AstraZeneca) wurden zusätzlich Personen mit einem positiven SARS-CoV-2-RNA-Testergebnis beschrieben, die keine Symptome aufwiesen oder bei denen Symptome nicht bekannt waren. Unter den 2 168 geimpften Probanden wurden 22 **asymptomatische COVID-19-Fälle** gefunden (1,0 %), unter den 2 223 ungeimpften Kontrollpersonen waren es 23 asymptomatische COVID-19-Fälle (1,0 %) [41].

Diese Erkenntnis ist bemerkenswert und wertvoll, da in den anderen Hersteller-gesponsorten Studien asymptomatische Fälle nicht systematisch untersucht wurden. Bereits innerhalb der ersten Monate nach Abschluss der Impfung fanden sich asymptomatische Virenträger genauso häufig bei Geimpften wie bei Ungeimpften. Das ist das ein Hinweis darauf, dass Menschen ohne Symptome einer Atemwegsinfektion nicht allein deshalb seltener Träger von SARS-CoV-2 und damit eine mögliche Quelle für eine Übertragung sind, nur weil sie sich haben impfen lassen.

4.3.4. Zahlen aus Großbritannien – alle Fälle

Aus Großbritannien liegen Daten vor, aus denen die Fallzahlen pro 100 000 Personen für jeweils vier Wochen zusammengefasst und nach ihrem Impfstatus aufgeschlüsselt wurden. Dabei werden **alle COVID-19-Fälle unabhängig von ihren Symptomen** eingeschlossen. In

Abbildung 6 sind die britischen Fallzahlen bis zur Kalenderwoche 42 im Jahr 2021 zusammenfassend dargestellt.

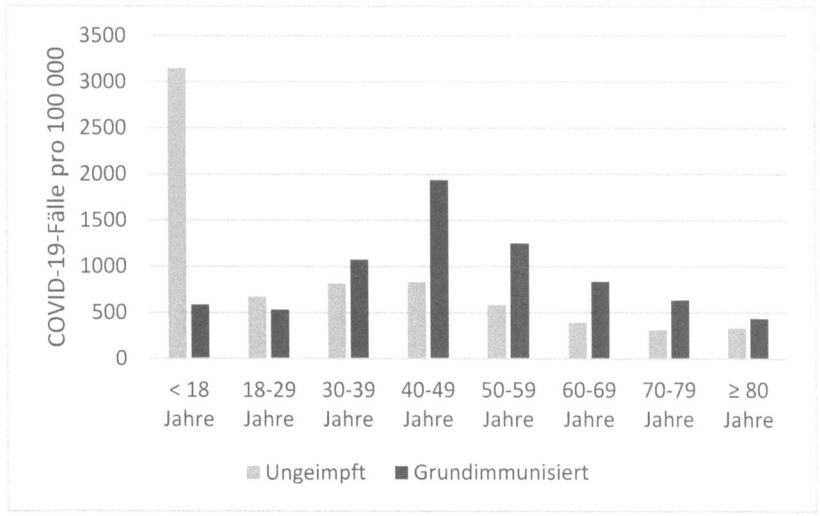

Abbildung 6: COVID-19-Fälle pro 100 000 Ungeimpfte bzw. Grundimmunisierte in Großbritannien nach Altersgruppen; Daten der Kalenderwochen 39 bis 42 in 2021 [42].

Unter Jugendlichen im Alter bis 17 Jahren sowie unter jungen Erwachsenen zwischen 18 und 29 Jahren fanden sich in diesem Zeitraum mehr COVID-19-Fälle pro 100 000 Ungeimpfte im Vergleich zu den Grundimmunisierten. In allen anderen Altersgruppen hingegen wurden mehr COVID-19 Fälle pro 100 000 Geimpfte registriert. Wenn man in jedem COVID-19-Fall eine mögliche Quelle für eine Übertragung sieht, dann sind in diesem Zeitraum in Großbritannien mehr potenzielle Quellen unter den vollständig geimpften Personen im Vergleich zu den Ungeimpften nachgewiesen worden.

Hat sich das Gesamtbild in Großbritannien mit der Auffrischimpfung verändert? Zwischen den Kalenderwochen 36 im Jahr 2021 und 13 des Jahres 2022 wurden die COVID-19-Fälle pro 100 000 nach Impfstatus ausgewertet. Um die Trends der Fallzahlen besser verstehen zu können, werden zunächst die Fallzahlen in der Altersgruppe der 18- bis 29-Jährigen dargestellt (Abbildung 7), da diese üblicherweise zahlreiche Sozialkontakte aufweisen.

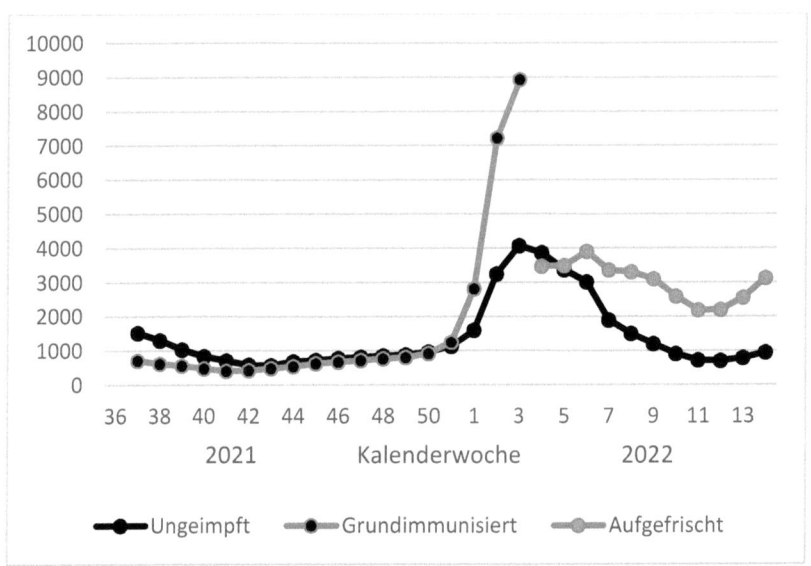

Abbildung 7: COVID-19-Fälle pro 100 000 ungeimpften und grundimmunisierten Personen bzw. solchen mit einer Auffrischimpfung in Großbritannien in der Altersgruppe der 18- bis 29-Jährigen; Daten der Kalenderwochen 36 im Jahr 2021 bis 13 im Jahr 2022; Quellen: Wochenberichte zur COVID-19-Impfung in Großbritannien, herausgegeben von der UK Health Security Agency.

Zu Beginn des Auswertungszeitraums fanden sich mehr COVID-19-Fälle unter den Ungeimpften, doch der Unterschied nahm zum Ende des Jahres 2021 immer weiter ab. Mit Beginn der Omikron-Welle Anfang 2022 waren schlagartig deutlich mehr Fälle unter den Grundimmunisierten zu finden. Selbst nach Beginn der Auffrischimpfungen waren im Vergleich zu den Ungeimpften fast durchgängig mehr COVID-19-Fälle in der Gruppe der Personen mit einer Auffrischimpfung zu finden.

Eine weitere Auswertung wurde für die Altersgruppe der 40- bis 49-Jährigen vorgenommen (Abbildung 8), da diese ebenfalls zahlreiche Sozialkontakte im Alltag haben. Hier fanden sich bereits in der Delta-

Welle mehr COVID-19-Fälle unter den Grundimmunisierten im Vergleich zu den Ungeimpften.

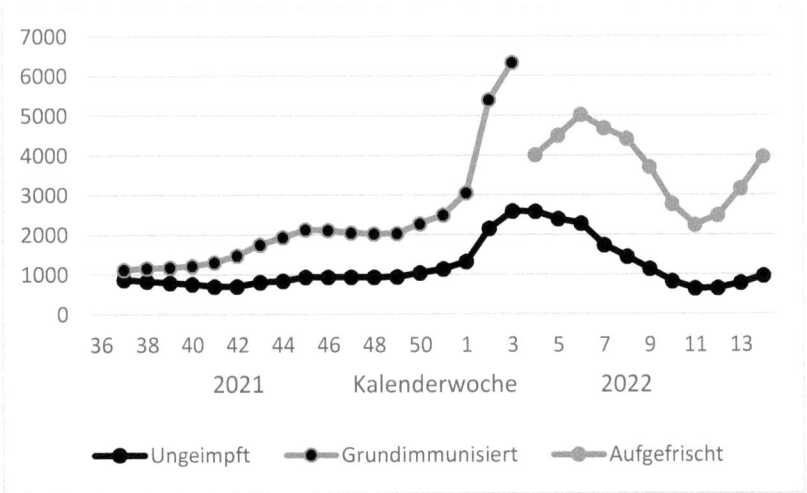

Abbildung 8: COVID-19-Fälle pro 100 000 ungeimpften und grundimmunisierten Personen bzw. solchen mit einer Auffrischimpfung in Großbritannien in der Altersgruppe der 40- bis 49-Jährigen; Daten der Kalenderwochen 36 im Jahr 2021 bis 13 im Jahr 2022; Quellen: Wochenberichte zur COVID-19-Impfung in Großbritannien, herausgegeben von der UK Health Security Agency.

Mit Beginn der Omikron-Dominanz nahmen die Fallzahlen in beiden Gruppen zu. Auch nach Beginn der Auffrischimpfungen waren durchgängig mehr COVID-19-Fälle pro 100 000 in der Gruppe der Personen mit einer Auffrischimpfung zu finden.

Es ist unklar, ob es zu dieser Zeit in Deutschland ein vergleichbares Gesamtbild gegeben hat, da es dazu keine öffentlich zugänglichen Daten gibt. Doch es ist plausibel anzunehmen, dass das Verhältnis aller Fälle pro 100 000 nach Impfstatus in Deutschland nicht grundsätzlich anders war als in Großbritannien. In diesem hypothetischen Fall wären auch in Deutschland unter vollständig Geimpften häufiger mögliche SARS-CoV-2-Quellen zu erwarten gewesen. Es ist deshalb nach meiner Einschätzung wenig glaubhaft anzunehmen, dass die Ungeimpften ein

„deutlich höheres Ansteckungsrisiko für andere aufweisen", wie es von der Bundesregierung proklamiert wurde [33].

4.4. Wurde die Fallzahl durch 2G reduziert?

Die COVID-19-Fallzahlen werden vom Robert Koch-Institut erfasst und in Form von täglichen bzw. wöchentlichen Mitteilungen veröffentlicht. In Abbildung 9 sind die wöchentlichen Fallzahlen vom Herbst und Winter 2021/2022 zusammengestellt. Zum Vergleich wurden die Fallzahlen der Jahre davor und danach ergänzt.

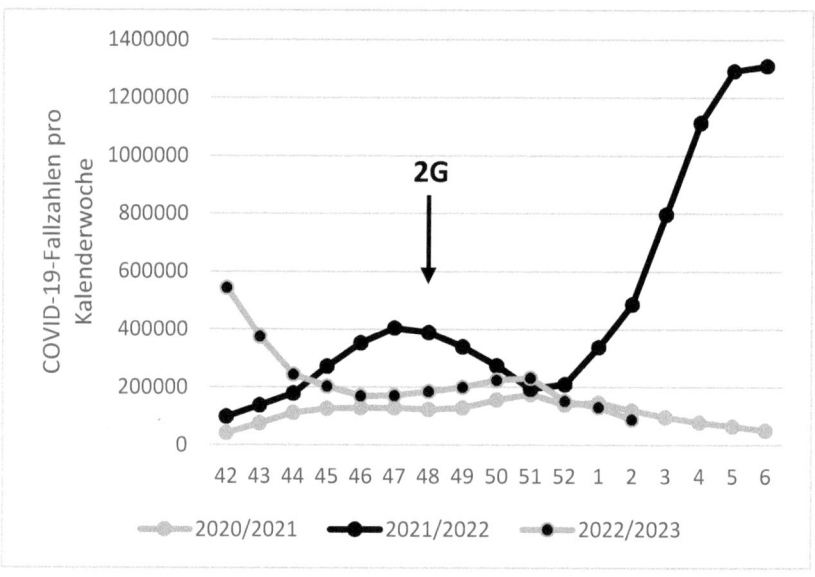

Abbildung 9: COVID-19-Fallzahlen pro Kalenderwoche in Deutschland im Herbst und Winter der Jahre 2020 bis 2022; Quelle: Robert Koch-Institut [43].

Die 2G-Regelung galt deutschlandweit ab der Kalenderwoche 48 im Jahr 2021. Bis zu Kalenderwoche 47 stiegen die Fallzahlen stetig an. Doch bereits in der Kalenderwoche 48 gingen sie leicht zurück, noch bevor 2G in Kraft trat. Sie halbierten sich bis zur Kalenderwoche 51. Ab der ersten Woche im Jahr 2022 stiegen die Fallzahlen jedoch wieder exponentiell an und waren nach nur fünf Wochen wieder mehr als fünffach höher. In der 6. Kalenderwoche 2022 wurden 1 309 862 neue Fälle gemeldet, ein bis dahin unbekannter Höchststand. Dieser massive Anstieg der Fallzahlen kam zustande, obwohl Anfang Januar 2022 bereits 71 % der Bevölkerung grundimmunisiert war, 40 % der Bevölkerung eine Auffrischimpfung erhalten hatte und die Ungeimpften aus weiten Teilen des gesellschaftlichen und öffentlichen Lebens ausgeschlossen waren.

Fazit

Das ausgegebene Ziel von 2G, die Infektionsdynamik von COVID-19 zu brechen, wurde deutlich verfehlt.

5. Ziel: Übertragungen verhindern

5.1. „Ansteckungswahrscheinlichkeit senken"

Der wissenschaftliche Dienst des Deutschen Bundestages kam zu der These, dass „durch den Ausschluss von Ungeimpften von Veranstaltungen und in der Gastronomie **die Ansteckungswahrscheinlichkeit gesenkt wird**, sodass der Gesundheitsschutz der Bevölkerung und der Schutz des Gesundheitssystems zumindest gefördert werden" [34]. Hier wird von einer allgemeinen Ansteckungswahrscheinlichkeit gesprochen. Man muss also annehmen, dass nach Einschätzung des Wissenschaftlichen Dienstes die allgemeine Ansteckungswahrscheinlichkeit allein durch die Abwesenheit ungeimpfter Personen gesenkt werden kann.

5.2. Hypothese für weniger Übertragungen

Wenn durch den Ausschluss Ungeimpfter aus zahlreichen Bereichen des öffentlichen Lebens die Ansteckungswahrscheinlichkeit tatsächlich gesenkt wird, müssten Ungeimpfte das Virus häufiger tragen (Kapitel 4) bzw. häufiger oder leichter auf andere übertragen können. Das kann bedeuten, dass sie eine höhere Virenlast tragen könnten, das Virus länger ausscheiden könnten oder aus anderen Gründen ihre nahen Kontaktpersonen häufiger anstecken.

5.3. Virenlast in Abhängigkeit vom Impfstatus

5.3.1. RNA-Nachweis (PCR-Test)

In zahlreichen Studien wurde untersucht, ob es Unterschiede in der Virenlast zwischen geimpften und ungeimpften COVID-19-Patienten gibt. Dabei wurden unterschiedliche Messgrößen ausgewählt. Die häufigste Messgröße ist der sogenannte Ct-Wert. Ct steht für „cycle threshold" und gibt im PCR-Verfahren an, nach wie vielen Vermehrungszyklen für den gesuchten RNA-Abschnitt ein positives Signal gemessen wurde. Je mehr dieser Zyklen für ein positives Signal erforderlich sind (z.B. 35), desto niedriger ist die ursprünglich in der Probe vorhandene Menge an RNA. Ein hoher Ct-Wert bedeutet somit eine niedrigere Virenlast, ein niedriger Ct-Wert im Umkehrschluss eine hohe Virenlast. In Abbildung 10 sind die Ergebnisse der jeweils zwei bis drei größten Studien pro Virusvariante beschrieben.

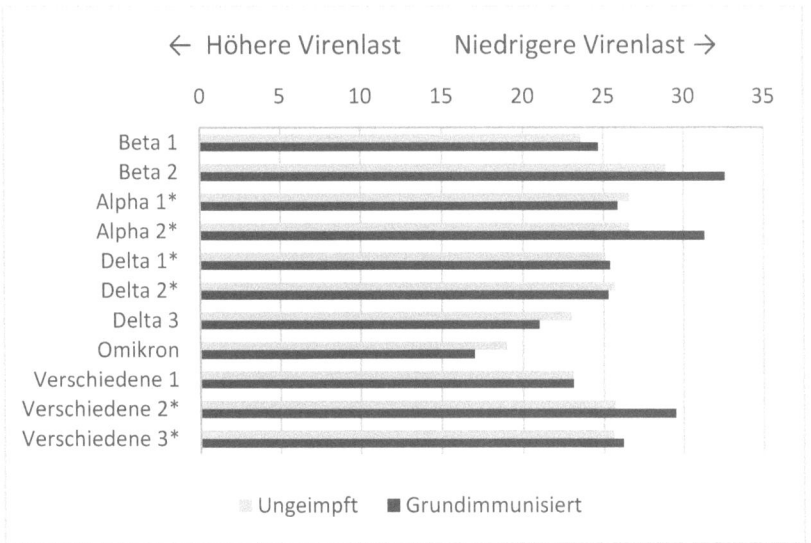

Abbildung 10: Ct-Werte (Mediane oder Mittelwerte) von ungeimpften bzw. grundimmunisierten COVID-19-Fällen; Zusammenstellung der Studienergebnisse pro SARS-CoV-2-Variante mit den jeweils größten Stichproben; Quellen: Beta-Variante 1 und 2 [44], Alpha-Variante 1 und 2 [45], Delta-Variante 1 [46], Delta-Variante 2 (späte Welle) [47], Delta-Variante 3 [48], Omikron-Variante [49], Verschiedene Varianten 1 [50], Verschiedene Varianten 2 und 3 [51]; *Studienergebnisse lagen vor dem Inkrafttreten von 2G bereits vor.

Während der Beta-Welle wurde in zwei unterschiedlichen Stichproben in derselben Studie eine signifikant höhere Virenlast bei Ungeimpften nachgewiesen [44]. In einer Untersuchung während der Alpha-Welle fand sich kein signifikanter Unterschied der Virenlast, wenn bei den Grundimmunisierten die Impfung innerhalb der letzten 27 Tage abgeschlossen wurde. Die Virenlast bei Ungeimpften war jedoch signifikant höher, wenn die Impfung vor mindestens 28 Tagen abgeschlossen wurde [45]. Drei Studien während der Delta-Welle weisen nach, dass die Virenlast bei Ungeimpften entweder etwas höher lag [46] oder etwas [47] bzw. deutlich niedriger war [48]. Während der Omikron-Welle war die Virenlast in einer Studie ebenfalls deutlich niedriger bei den Ungeimpften [49]. Wenn verschiedene SARS-CoV-2-Varianten vorhanden waren, gab es entweder eine gleichhohe Virenlast [50] oder eine geringfügig höhere Virenlast bei ungeimpften Kontaktpersonen bzw. eine deutlich höhere Virenlast bei ungeimpften Indexfällen [51].

Man kann neben den dargestellten Unterschieden der Virenlast zwischen Personengruppen auch die Höhe der Virenlast insgesamt auswerten. Interessanterweise zeigte sich dabei in zwei Studien eine **deutlich höhere Virenmenge bei Ungeimpften** (Unterschied der Ct-Werte: 3,7 bzw. 4,7). Die Höhe der Ct-Werte von 28,9 sowie 26,6 zeigte jedoch einen insgesamt eher niedrigen Virentiter an [44][45]. Auf der anderen Seite fand sich in zwei anderen Studien eine **deutlich niedrigere Virenlast bei Ungeimpften** (Unterschiede der Ct-Werte: jeweils 2,0). Ihre Ct-Werte von 19 bzw. 23 zeigten jedoch bereits einen eher hohen Virentiter an, der bei den Grundimmunisierten somit noch höher war. Die Proben dieser beiden letzten Studien wurden entweder in der späten Delta-Welle [48] oder in der Omikron-Welle genommen [49]. Es ist somit anzunehmen, dass diese Erkenntnisse am ehesten die Situation in Deutschland im Herbst 2021 wiedergeben. Danach wäre der Virentiter bei ungeimpften COVID-19-Fällen bereits eher hoch und der bei den Grundimmunisierten vielleicht sogar noch höher.

Die Bestimmung der Virenlast mittels PCR und die Darstellung der Ergebnisse anhand der Ct-Werte unterliegt jedoch methodischen Schwankungen. Das Ergebnis kann beispielsweise vom gesuchten Genabschnitt abhängen. Der Unterschied der Virenlast zwischen Grundimmunisierten und Ungeimpften konnte signifikant sein, wenn das RdRp- oder N-Gen bestimmt wurde, wohingegen die Untersuchung des E-Gens an den selben Proben keinen signifikanten Unterschied ergab [46]. In einer weiteren Studie fanden sich signifikante Unterschiede der Virenlast, wenn auf das N-Gen und die ORF1a-Region untersucht wurde, jedoch nicht, wenn auf das E-Gen untersucht wurde [52].

Unabhängig von einer Impfung konnte nachgewiesen werden, dass von COVID-19-Patienten mit einer hohen Virenlast (Ct-Wert < 30) etwa 50 % häufiger Übertragungen zu engen Kontakten ausgehen [53]. Es scheint hier also eine wichtige Schwelle zu geben. Somit ist fraglich, ob die teilweise gemessene höhere Virenlast bei Ungeimpften im Bereich der Ct-Werte um 30 tatsächlich eine infektionsepidemiologische Relevanz aufweist. Es ist durchaus wahrscheinlicher, dass der höhere Virentiter bei Geimpften im Bereich der Ct-Werte um 21 eine Auswirkung auf die Transmissionsdynamik hat.

Im Gesamtbild finden sich vier Studien, in denen Ungeimpfte im Vergleich zu Grundimmunisierten eine höhere Virenlast tragen, in drei dieser Studien ist der Unterschied statistisch signifikant. In drei Studien zeigten Ungeimpfte eine niedrigere Virenlast im Vergleich zu Grundimmunisierten, der Unterschied war in einer Studie statistisch signifikant [48]. Somit ergibt sich bei weitem kein so klares Gesamtbild, aus dem unter Berücksichtigung der biologischen Relevanz der gefundenen Unterschiede abgeleitet werden kann, dass die Virenlast bei Ungeimpften grundsätzlich höher ist und sie deshalb ein höheres Ansteckungsrisiko für andere aufweisen, wie die Bundesregierung behauptete [33].

5.3.2. Nachweis infektiöser Viren (Zellkultur)

Einige Studien wurde nach dem Inkrafttreten von 2G veröffentlicht, in denen vergleichend untersucht wurde, wie hoch der Titer an infektiösen SARS-CoV-2-Viren in Abhängigkeit vom Impfstatus ist. Für diesen Nachweis versucht man, die Viren aus einer Probe in einer Zellkultur anzuzüchten, die Zellen werden im Erfolgsfall somit von den Viren infiziert. Da es nur wenige Studien gibt, in denen die Titer infektiöser Viren vergleichend untersucht wurden, sind hier die Ergebnisse aller Studien aufgeführt (Abbildung 11).

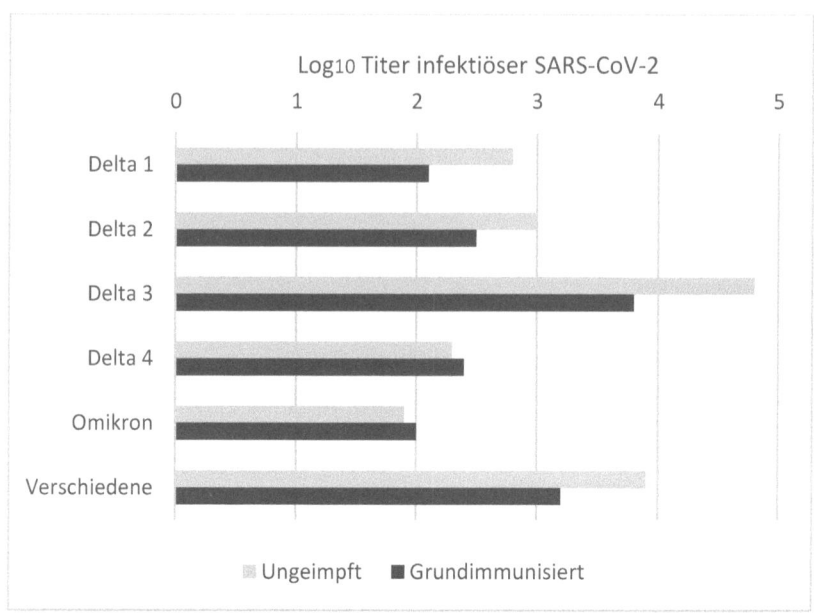

Abbildung 11: Titer infektiöser SARS-CoV-2-Viren ($\log_{10}$ vom Median) von ungeimpften bzw. grundimmunisierten COVID-19-Fällen; Quellen: Delta-Variante 1 [54], Delta-Variante 2 [55], Delta-Variante 3 [56], Delta-Variante 4 [48], Omikron-Variante [54], Verschiedene Varianten [57]; die Studienergebnisse lagen alle erst nach dem Inkrafttreten von 2G vor.

Tendenziell waren die Virentiter während der Delta-Welle bei Ungeimpften 0,7 $\log_{10}$ [54], 0,5 $\log_{10}$ [55] oder 1,0 $\log_{10}$ höher [56]. Nur in einer Studie wurde ein um 0,1 $\log_{10}$ niedriger Virentiter nachgewiesen [48]. Während der Omikron-Welle war der mittlere Virentiter bei Ungeimpften etwas niedriger [54]. Wenn verschiedene Virusvarianten in die Untersuchung eingingen, war der Virentiter bei Ungeimpften um 0,7 $\log_{10}$ höher [57]. Konsistente Unterschiede im Titer infektiöser SARS-CoV-2 Viren sind somit nicht feststellbar, auch wenn ein Trend zu einem höheren Titer bei Ungeimpften während der Delta-Welle und bei der Untersuchung verschiedener Virusvarianten sichtbar ist.

Auch hier zeigt sich kein klares Gesamtbild, aus dem abgeleitet werden kann, dass die Menge infektiöser Viren bei ungeimpften COVID-19-

Fällen grundsätzlich höher ist und diese Bevölkerungsgruppe deshalb ein höheres Ansteckungsrisiko für andere aufweist, wie die Bundesregierung behauptete [33].

5.4. Virenpersistenz in Abhängigkeit vom Impfstatus

Das postulierte höhere Ansteckungsrisiko Ungeimpfter für andere kann möglicherweise über einen deutlich längeren Virennachweis im Falle einer COVID-19-Infektion erklärt werden. Deshalb wurden in Abbildung 12 Daten von Studien zusammengetragen, in denen vergleichend die Nachweisdauer von SARS-CoV-2-RNA sowie infektiöser Viren untersucht wurde.

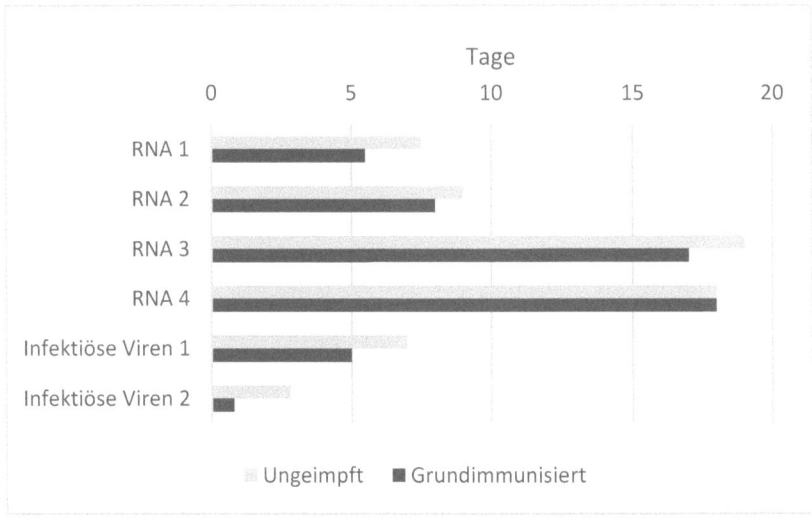

Abbildung 12: Dauer des Nachweises von SARS-CoV-2-RNA bzw. infektiöser Viren von ungeimpften bzw. grundimmunisierten COVID-19-Fällen; Quellen: RNA 1 [58], RNA 2 [57], RNA 3 (moderate Verläufe) [59], RNA 4 (milde Verläufe) [59], infektiöse Viren 1 [57], infektiöse Viren 2 [60]; die Studienergebnisse lagen alle erst nach dem Inkrafttreten von 2G vor.

Die Nachweisdauer von RNA-Abschnitten war bei Ungeimpften in drei Studien ein bis zwei Tage länger, jedoch war nur der Unterschied bei COVID-19-Patienten mit einem moderaten Verlauf statistisch signifikant [59]. Bei milden Verläufen fand sich hingegen kein Unterschied. Virale RNA fand sich bis zu 19 Tage lang, was in etwa der mittleren Dauer der viralen RNA-Persistenz aller COVID-19-Fälle von 17 Tagen entspricht [61].

Der Nachweis infektiöser Viren war bei Ungeimpften im Mittel zwei Tage länger, der Unterschied war jedoch nur in einer der beiden Studien statistisch signifikant [60]. Die in den Studien beschriebene maximale Persistenz infektiöser Viren von sieben Tagen liegt immer noch innerhalb der üblicherweise gefundenen Spanne von maximal acht Tagen [61].

SARS-CoV-2 wird in der Mehrzahl der Studien länger von Ungeimpften nachgewiesen, der Unterschied betrug jedoch nur ein bis zwei Tage und war nur teilweise statistisch signifikant. Ob dieser inkonsistente und vergleichsweise geringe Unterschied für die Übertragungswahrscheinlichkeit auf andere Personen eine biologische Relevanz hat, bleibt unklar, denn im Herbst und Winter 2021 / 2022 galt eine Quarantänepflicht für bestätigte COVID-19-Fälle von mindestens sieben Tagen.

5.5. Quelle für Ausbruch: grundimmunisierter Patient

Aus Israel wurde über einen COVID-19-Ausbruch berichtet, an dem 16 Mitarbeiter, 23 exponierte Patienten und zwei Familienmitglieder beteiligt waren. Die Quelle war ein grundimmunisierter COVID-19-Patient. Die Impfquote betrug bei allen exponierten Personen (151 Mitarbeiter und 97 Patienten) insgesamt 96,2 % [62]. Dieses Fallbeispiel zeigt, dass grundimmunisierte Patienten die Quelle einer Übertragung auf andere grundimmunisierte Personen sein können.

5.6. Übertragungsraten nach Impfstatus der Indexfälle

In einigen größeren Studien wurde untersucht, wie häufig es zu COVID-19-Sekundärinfektionen unter Haushaltsmitgliedern oder sonstigen engen Kontakten kommt, wenn der Indexfall entweder ungeimpft, grundimmunisiert, aufgefrischt oder genesen ist. In Abbildung 13 sind die Daten der größten Studien dargestellt.

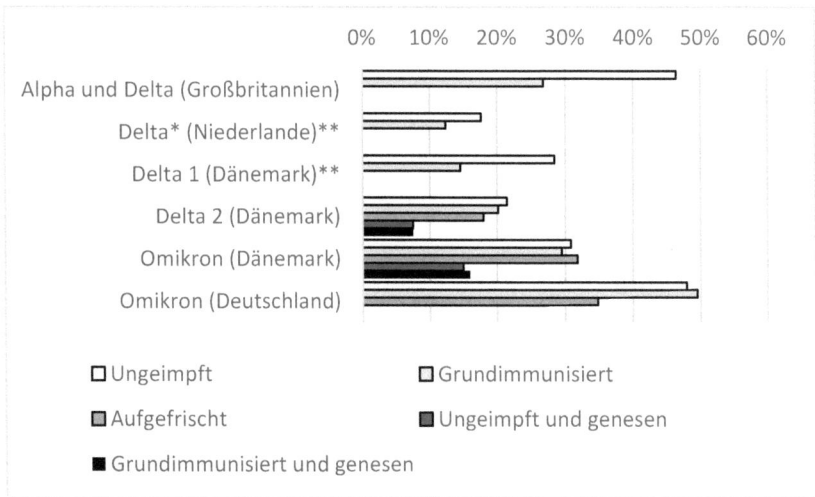

Abbildung 13: Häufigkeit von COVID-19-Sekundärinfektionen in Haushalten oder bei engen Kontakten in Abhängigkeit vom Impfstatus bzw. Genesenen-Status des Indexfalls; *Studienergebnisse lagen vor dem Inkrafttreten von 2G bereits vor; **hohe Korrelation zwischen dem Impfstatus des Indexfalls und der Kontaktpersonen; Quellen; Alpha-Variante und Delta-Variante [63], Delta-Variante Niederlande [64], Delta-Variante 1 Dänemark [65], Delta-Variante 2 Dänemark [66], Omikron-Variante Dänemark [66], Omikron-Variante Deutschland [67].

Während der Alpha- und Delta-Welle vor Beginn der Impfkampagnen fanden sich unter den engen Kontakten von Ungeimpften deutlich häufiger Sekundärinfektion im Vergleich zu grundimmunisierten Indexfällen [63]. Ein ähnliches Gesamtbild wurde während der Delta-Welle aus den Niederlanden [64] und Dänemark berichtet [65]. Zu den beiden letzten Studien muss jedoch ergänzt werden, dass die Rate grundimmunisierter Kontaktpersonen deutlich höher war, wenn die Indexperson vollständig geimpft war. In der Studie aus den Niederlanden waren beispielsweise 79,6 % der Kontakte geimpfter Indexfälle ebenfalls geimpft, wohingegen die vergleichbare Rate bei Kontakten ungeimpfter Indexfälle mit 35,3 % deutlich niedriger lag [64]. Im häuslichen Umfeld ist ohnehin damit zu rechnen, dass die Mehrzahl der Haushaltsmitglieder eine ähnliche Einstellung zur COVID-19-Impfung hat. So ergab eine Auswertung von Paaren, dass 84,5 % die gleiche Auffassung zur COVID-19-Impfung hatten [68]. Es ist daher naheliegend, dass die niedrigere Rate an Sekundärinfektionen in diesen beiden Studien weniger auf den Impfstatus des Indexfalls zurückzuführen ist, sondern vielmehr auf den Impfstatus oder Genesenen-Status der Kontaktpersonen.

Ein weiterer denkbarer Einflussfaktor auf die unterschiedlich hohe Anzahl der Sekundärinfektionen ist das Sozialverhalten. Eine Auswertung zum Verhalten und Motiven während der Pandemie ergab, dass die geimpfte Bevölkerung eher den Empfehlungen zur Einhaltung des Mindestabstands folgt als die ungeimpfte Bevölkerung [69]. Das gleiche Ergebnis wurde an Probanden in Kanada beschrieben, wo Geimpfte im Gegensatz zu Ungeimpften häufiger eine Maske tragen, Abstand wahren bzw. die Hände waschen [70]. Das Einhalten eines größeren Abstands kann sich nachweislich auf die Inzidenz neuer COVID-19-Fälle auswirken [71]. Deshalb ist es mehr als fraglich, ob die zu Beginn der Impfkampagne beobachteten niedrigeren Raten an Sekundärinfektionen bei grundimmunisierten Indexfällen tatsächlich durch ihre Impfung erklärt werden können oder nicht eher durch ihr Sozialverhalten im Umgang mit Kontaktpersonen wie dem Wahren eines größeren Abstands, dem häufigeren Tragen von Masken oder Waschen der Hände. Leider wurden in den Studien diese wichtigen Parameter bei den Kontaktpersonen nicht bestimmt oder abgefragt.

In der späten Delta-Welle und der Omikron-Welle sind die Raten an Sekundärinfektionen ähnlich hoch, die mit grundimmunisierten und ungeimpften Indexfällen in Zusammenhang gebracht werden, wie die Auswertung großer Fallzahlen aus Dänemark und Deutschland zeigt [66][67]. Während die Auffrischimpfung in Dänemark zu keiner relevanten Änderung der Sekundärinfektionen führte, konnte für Deutschland eine niedrigere Rate an Sekundärinfektionen nach der Auffrischimpfung festgestellt werden [67].

Die Berücksichtigung des Genesenen-Status ist in diesem Zusammen-hang besonders interessant. Die Daten aus Dänemark zeigen sowohl für die Delta- als auch die Omikron-Variante, dass im Umfeld genese-ner Indexfälle deutlich weniger Sekundärinfektionen auftreten, unabhängig von einer vorherigen Impfung. Eine überstandene COVID-19-Infektion zeigte also das geringste Risiko für Sekundärinfektionen im nahen Umfeld. Das kann möglicherweise damit erklärt werden, dass die Kontaktpersonen eventuell bereits mehrheitlich genesen sind. Man weiß, dass die mit Abstand meisten Übertragungen von SARS-CoV-2 in Haushalten stattfinden [72]. Leider wurde jedoch der Gene-senen-Status bei Kontaktpersonen in diesen Studien nicht abgefragt.

In Bezug auf die COVID-19-Impfung hat die WHO noch im Juni 2021 empfohlen, dass alle Maßnahmen zur Infektionsprävention für COVID-19 in Gesundheitseinrichtungen sowohl für geimpfte als auch für ungeimpfte Beschäftigte beibehalten werden sollten [73]. Das deutet darauf hin, dass der Impfstatus der Beschäftigten im Gesundheits-wesen für die Übertragung von SARS-CoV-2 zu dieser Zeit von der WHO höchstens als begrenzt relevant erachtet wurde.

5.7. Hot Spots für Risikokontakte

Eine Begründung für 2G in bestimmten Bereichen des öffentlichen Lebens war, dass es sich in all diesen Bereichen um Einrichtungen mit Publikumsverkehr handelt, die durch ein **besonders hohes Infektions-risiko** gekennzeichnet sind [5]. Doch war das tatsächlich der Fall? Die Analyse der Luca-App zur Ermittlung von Kontaktpersonen im Oktober 2021 ergab, dass die meisten Warnungen („Risikokontakte") an Besucher von Clubs und Diskotheken (49,1 %) sowie Bars (23,2 %) gingen, während 10,9 % an Besucher von Restaurants und weniger als 9 % an Besucher von Festivals und Veranstaltungen geschickt wurden [74]. Risikokontakte gab es somit nur sehr selten im Einzelhandel, Cafés, Kinos, Museen, Theater oder Schwimmbädern (Tabelle 3).

Warnung durch Luca-App nach Besuch in	Häufigkeit	2G-Bereich in Hamburg
Clubs und Diskotheken	49,1 %	Ja
Bars	23,2 %	Ja
Restaurants	10,9 %	Ja
Veranstaltungen	7,8 %	Ja*
Einzelhandel	1 %	Ja**
Festivals im Freien	1 %	Unklar
Theater	1 %	Ja
Museen	1 %	Ja
Cafés	1 %	Ja
Kinos	1 %	Ja
Schwimmbäder	1 %	Ja
Sport	1 %	Ja*

Tabelle 3: Auswertung von 181 072 Coronawarnungen („Risikokontakte") der Luca-App im Oktober 2021 in Abhängigkeit vom Besuch verschiedener öffentlicher Einrichtungen [74]; *soweit in Innenräumen; **außer Supermärkte, Apotheken, Drogerien, Reformhäuser, Babyfachmärkte, Getränkemärkte, Tierbedarfsmärkte, Futtermittelmärkte, Sanitätshäuser, Optiker, Hörgeräteakustiker und Tankstellen (Einrichtungen des täglichen bzw. lebensnotwendigen Bedarfs).

5.8. Ausbrüche unter Geimpften und Genesenen

5.8.1. 2G in Bars: 10 % - 60 % infiziert

In einer 2G-Bar in Hamburg St. Pauli kam es im Oktober 2021 unter 200 Gästen zu einem Ausbruch mit mindestens 20 neuen COVID-19-Fällen (10 %) [75]. Auf einer 2G-Geburtstagparty in einer Bar in Berlin Neukölln mit 35 Teilnehmern steckten sich fast zwei Drittel der Gäste mit SARS-CoV-2 an, trotz der Prüfung der Impfausweise durch einen Mitarbeiter vor der Tür [76].

5.8.2. 2G in Clubs: 1 % - 22 % infiziert

Anfang Oktober 2021 feierte der Berliner Techno-Club Berghain die erste Clubnacht nach dem Lockdown. Zwei Wochen danach wurden mindestens 19 neue COVID-19-Fälle mit milden Verläufen bekannt, 2 500 Menschen wurden nach der Party kontaktiert [77]. Der Ausbruch sorgte für Ratlosigkeit und Überraschung bei den Verantwortlichen, da die Party unter 2G-Regeln stattfand [78].

Anfang September 2021 trafen sich 380 Frauen und Männer in einem Club in Münster. Alle hatten an der Tür angegeben, vollständig gegen COVID-19 geimpft oder von der Krankheit genesen zu sein. Somit hielten sie sich an die 2G-Regel, die Voraussetzung für den Zutritt war. Bis zum 17. September 2021 wurden 85 Partygäste als CO-VID-19-Fälle identifiziert (22,4 %) [79].

5.8.3. 2G in Chorproben und -konzerten: 12 % - 40 % infiziert

Am 30. Oktober 2021 fand ein Chorkonzert in der Freigerichthalle unter 2G-Bedingungen mit etwa 100 Mitwirkenden und 200 Zuschauern statt. Dabei haben sich mindestens 35 Menschen angesteckt (12 %) [80].

Auch für die Sänger des BachChors in Tübingen galt eine 2G-Regelung während einer knapp fünfstündigen Probe mit 75 Teilnehmern. Zwei Wochen später waren 30 der Teilnehmer COVID-19-Fälle. Die Vorsitzende des BachChors war bestürzt, denn schließlich hatte man als einer der ersten Chöre in Baden-Württemberg die 2G-Regel eingeführt und offenbar geglaubt, dass damit die Teilnehmer vor COVID-19 geschützt seien [81].

5.8.4. Weihnachtsfeier unter „fast 2G": 73 % infiziert

Aus Norwegen wurde von einer Weihnachtsfeier mit 111 Teilnehmern berichtet, von denen 96 % grundimmunisiert waren. 66 von ihnen wurden bestätigte COVID-19-Fälle (59,5 %), weitere 15 Teilnehmer wurden als wahrscheinliche Fälle eingestuft (13,5 %). Die Impfquote war unter den neuen Fälle vergleichbar hoch (98 %) wie unter den Personen, die sich nicht angesteckt haben (93 %) [82].

5.8.5. 2G Pflegeheim: 39 % der Bewohner infiziert

Aus Japan wird über einen Ausbruch in einem Pflegeheim berichtet, in dem alle Bewohner und Mitarbeiter grundimmunisiert waren. Dennoch infizierten sich 39,2 % der Bewohner sowie 49,1 % der Mitarbeiter [83].

5.9. Wie sind die Ausbrüche zu deuten?

Natürlich kann nicht ausgeschlossen werden, dass einzelne Teilnehmer auf den Veranstaltungen falsche Angaben gemacht haben oder gefälschte Impfpässe bzw. Genesenen-Atteste vorgelegt haben. Doch die epidemiologische Bedeutung von Geimpften als mögliche Quelle einer Übertragung wurde von offizieller Seite aus über Monate heruntergespielt. So sagte Markus Söder im August 2021: „Wer geimpft ist, stellt keine Gefahr dar" [84]. Der Schweizer Bundesrat Alain Berset äußerte sich kurze Zeit später ähnlich: „Mit dem Zertifikat kann man zeigen, dass man nicht ansteckend ist". Doch symptomatische COVID-19-Fälle sind in den Zulassungsstudien der Impfstoffhersteller selbst in der Gruppe der Geimpften innerhalb der ersten zwei Monate aufgetreten, wenn auch deutlich seltener [85]. Virenträger ohne Symptome waren hingegen in einer der Studien mit jeweils 1 % gleich häufig bei Grundimmunisierten und Ungeimpften [41]. Somit war schon im Januar 2021 klar, dass auch Geimpfte ohne Symptome eine Quelle für Übertragungen sein können. Es war lediglich die Frage offen, wie häufig diese Fälle sind bzw. welche epidemiologische Relevanz sie entwickeln könnten.

5.10. Wurden Übertragungen durch 2G gesenkt?

Die im Januar 2022 stark gestiegenen COVID-19-Fallzahlen (Abbildung 9) sprechen klar gegen eine Reduktion von Übertragungen während der 2G-Phase. Zahlreiche Ausbrüche auf 2G-Veranstaltungen deuten in dieselbe Richtung. Denn es gab unter Grundimmunisierten und Genesenen zahlreiche Quellen für eine Übertragung. Durch das Unterlassen von Tests blieben diese jedoch unentdeckt. Geimpfte konnten sich in ausgewählten öffentlichen Bereichen präpandemisch verhalten und so das Virus auf Andere übertragen. Die Verantwortlichen der 2G-Partys haben ganz offensichtlich bis zu diesem Zeitpunkt nicht verstanden, dass sowohl von Geimpften als auch von Genesenen eine Übertragung auf andere Partygäste möglich ist. Virenträger hätte man durch einen tagesaktuellen Test durchaus identifizieren können, doch das war für die 2G-Gesellschaft nicht mehr vorgesehen. Deshalb halte ich es sogar für wahrscheinlich, dass 2G die Anzahl von SARS-CoV-2-Übertragungen im öffentlichen Raum deutlich erhöht hat.

6. Ziel: Anzahl schwerer Verläufe reduzieren

Der wissenschaftliche Dienst des Deutschen Bundestages bewertete bereits am 17. August 2021 die 2G-Zutrittsbeschränkungen als eine infektionsschutzrechtliche Maßnahme mit dem legitimen Zweck, die Überlastung des Gesundheitssystems zu verhindern [34]. Der Virologe Christian Drosten meinte, dass es mit 2G gelingen könne, das Infektionsrisiko für die Ungeimpften im öffentlichen Bereich zu senken, auch wenn dies nur ein erster Schritt sei [86]. Die Bundesregierung sprach davon, dass Ungeimpfte häufiger einen schweren Verlauf haben [33]. Der Deutsche Ethikrat äußerte sich ähnlich [22]. Da Ungeimpfte tatsächlich ein höheres Risiko für einen schweren Verlauf aufweisen, würde durch das reduzierte Infektionsrisiko für diese Bevölkerungsgruppe auch ihr Risiko für schwere Verläufe sinken.

6.1. „Überlastung des Gesundheitssystems verhindern"

Man nahm also insgesamt an, dass es vorwiegend Ungeimpfte sein werden, die eine stationäre oder intensivmedizinische Behandlung im Fall einer COVID-19-Infektion benötigen würden. Unter 2G sollten somit die Fallzahlen der hospitalisierten und intensivmedizinisch behandelten COVID-19-Patienten sinken. Wenn 2G tatsächlich die Ungeimpften in einem relevanten Umfang schützen würde, sollte während der 2G-Zeit der Anteil der Ungeimpften an den hospitalisierten und intensivmedizinisch behandelten COVID-19-Patienten sinken. Denn ein Argument für die Einführung der Zugangsbeschränkungen war, dass es insbesondere um einen Schutz der ungeimpften Personen geht [87].

6.2. Wurden schwere Verläufe verhindert?

Unter schweren COVID-19-Verläufen werden hauptsächlich hospitalisierte oder intensivmedizinisch versorgte Patienten verstanden. Wenn also weniger Patienten mit COVID-19 im Krankenhaus oder auf einer Intensivstation behandelt werden müssen, trägt das dazu bei, eine mögliche Überlastung des Gesundheitssystems zu vermeiden.

Schwere COVID-19-Verläufe sind bei Geimpften bzw. Genesenen seltener [88]. Deshalb stellt die COVID-19-Impfung eine Maßnahme dar, die das eigene Risiko für einen schweren Verlauf reduziert (Selbstschutz). Einen vergleichbaren oder teilweise sogar besseren protektiven Effekt genießen die von COVID-19 Genesenen [89]. Nachfolgend wird ausgewertet, wie sich die Fallzahlen hospitalisierter und intensivmedizinisch betreuter COVID-19-Patienten unter 2G entwickelt haben.

6.2.1. Hospitalisierte COVID-19-Fälle

Wenn ein Patient mit der Diagnose COVID-19 im Krankenhaus behandelt werden muss, kann zurecht von einem schweren Verlauf ausgegangen werden. Das Robert Koch-Institut stellt Daten von COVID-19-Fällen zur Verfügung, die im Krankenhaus behandelt wurden. Diese Fallzahlen sind für die letzten drei Jahre in Abbildung 15 zusammengestellt.

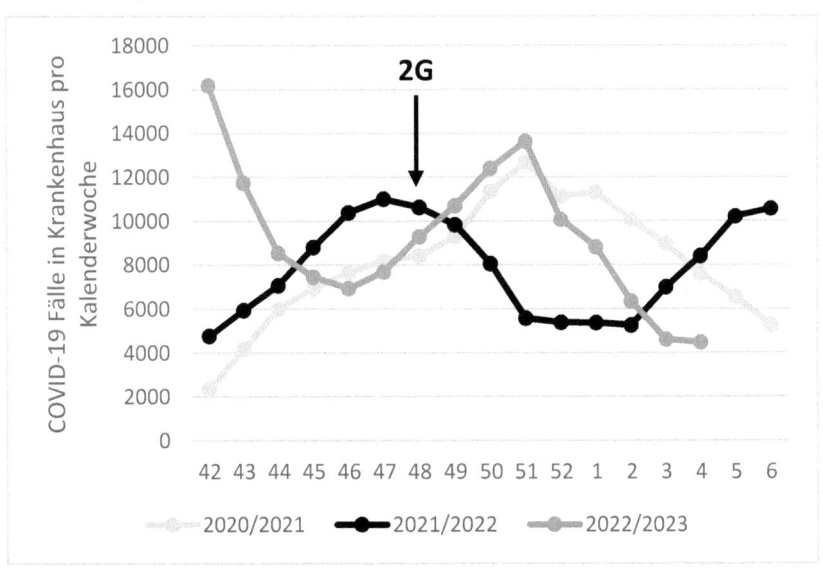

Abbildung 14: Anzahl hospitalisierter COVID-19-Fälle pro Kalenderwoche in Deutschland der Jahre 2020 bis 2022; Quelle: Robert Koch-Institut [90].

Im Winter 2020 vor Beginn der Impfkampagne waren bis zu 12 665 COVID-19-Patienten zur Behandlung im Krankenhaus. Seit Jahresbeginn 2021 sank ihre Zahl. Im Herbst 2021 wurde trotz einer Impfquote in der Bevölkerung von etwa 70 % ein Anstieg hospitalisierter COVID-19-Fälle beobachtet. Noch vor Beginn der 2G-Regeln gingen die Fallzahlen etwas zurück und fielen danach bis zum Jahresende deutlich stärker. Ab der dritten Woche 2022 nahmen sie wieder zu und lagen im Februar auf dem Niveau vom Herbst 2021.

Im Spätsommer und Herbst 2022 waren trotz einer noch höheren Impfquote von etwa 85 % so viele COVID-19-Fälle wie nie zuvor zur Behandlung im Krankenhaus. Ihre Zahl nahm anschließend vorübergehend ab, bevor sie zum Jahreswechsel hin wieder anstieg. Damit lag sie zu dieser Zeit etwa wieder auf dem Niveau der beiden Vorjahre (Abbildung 14).

In diesem Zusammenhang gilt es jedoch zu beachten, dass der Anteil an akuten unteren Atemwegsinfektionen unter allen COVID-19-Fällen seit Beginn 2022 von etwa 56 % auf weniger als 20 % stark rückläufig war (siehe Kapitel 2.3). Dies ist ein deutlicher Hinweis darauf, dass mit Beginn der Omikron-Dominanz COVID-19 bei hospitalisierten Patienten häufiger ein Nebenbefund war und seltener eine typische akute untere Atemwegsinfektion.

Den Wochenberichten des Robert Koch-Instituts kann die Anzahl der hospitalisierten COVID-19-Fälle der jeweils letzten vier Wochen nach Impfstatus entnommen werden. Diese sind für den Zeitraum Ende 2021 bis Februar 2022 in Abbildung 15 zusammengestellt.

Bis Mitte Dezember 2021 waren zwischen 10 306 und 11 663 COVID-19-Patienten in stationärer Behandlung. Danach ging die Fallzahl innerhalb von drei Wochen stark zurück und lag ab Mitte Januar 2022 zwischen 4 103 und 4 742 (Abbildung 15). In dieser Zeit ging sowohl die Anzahl ungeimpfter als auch grundimmunisierter COVID-19-Patienten in den Kliniken zurück. Um die relativen Verhältnisse nach Impfstatus besser abschätzen zu können, wurde ihr jeweiliger Anteil an den Fallzahlen berechnet (Abbildung 16).

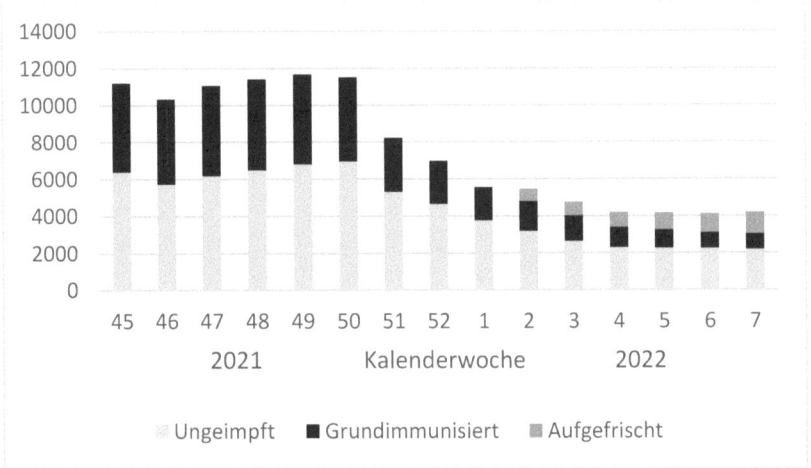

Abbildung 15: Anzahl der symptomatischen hospitalisierten COVID-19-Fälle in Deutschland nach Impfstatus; die Anzahl pro Kalenderwoche entspricht der Summe aller Fälle der vier vorangegangenen Wochen; Quelle: Wochenberichte des Robert Koch-Instituts.

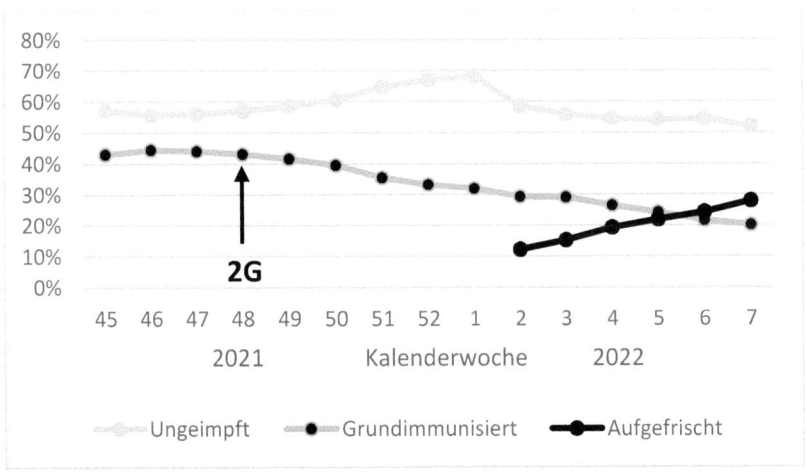

Abbildung 16: Relative Häufigkeit von Patienten mit einer Grundimmunisierung, Auffrischimpfung oder ohne COVID-19-Impfung; Bezug: hospitalisierte symptomatische COVID-19-Fälle; Quelle: Wochenberichte des Robert Koch-Instituts.

Der Anteil ungeimpfter Personen an allen symptomatischen hospitalisierten COVID-19-Fällen lag meist zwischen 55 % und 60 %, lediglich zum Jahreswechsel hin war ihr Anteil mit bis zu 68 % höher. Der Anteil von Patienten mit einer Grundimmunisierung ging über den Beobachtungszeitraum hinweg von etwa 44 % auf etwa 20 % zurück. COVID-19-Patienten mit einer Auffrischimpfung machten innerhalb weniger Wochen einen zunehmend größeren Anteil aus, dieser stieg von 12 % auf etwa 28 %.

Insgesamt war kein klarer Trend zu erkennen, dass unter 2G der Anteil der Ungeimpften an allen hospitalisierten COVID-Patienten rückläufig war. Somit war für Ungeimpfte durch 2G kein nennenswerter zusätzlicher Schutz vor Hospitalisierung mit COVID-19 zu erkennen.

6.2.2. COVID-19-Fälle auf Intensivstationen

Die Wochenberichte des Robert Koch-Instituts geben die Anzahl der symptomatischen COVID-19-Fälle auf Intensivstationen nach Impfstatus an, die in den jeweils letzten vier Wochen gemeldet wurden. Diese Summen sind für den Zeitraum von November 2021 bis Februar 2022 in Abbildung 17 zusammengestellt.

Bis zur drittletzten Woche des Jahres 2021 waren es zwischen 1 531 und 1 875 COVID-19-Fälle, danach sank die Zahl innerhalb von fünf Wochen auf 280 bis 330 Fälle. Die wahrscheinlichste Erklärung für diesen deutlichen Rückgang ist die Dominanz der Omikron-Variante zu dieser Zeit, die zu deutlich milderen Verläufen führte (Kapitel 2.1.4.). Die Mehrzahl der intensivmedizinisch versorgten COVID-19-Patienten war ungeimpft. Bei insgesamt rückläufigen Fallzahlen war somit keine Überlastung des Gesundheitswesens mehr zu erwarten. Mit dem Auftreten der Omikron-Variante war die Zahl freier Intensivbetten trotz steigender Gesamtfallzahlen in der Bevölkerung konstant geblieben [87].

Um die relativen Verhältnisse nach Impfstatus besser bewerten zu können, wurden die jeweiligen Anteile an den Fallzahlen berechnet (Abbildung 18).

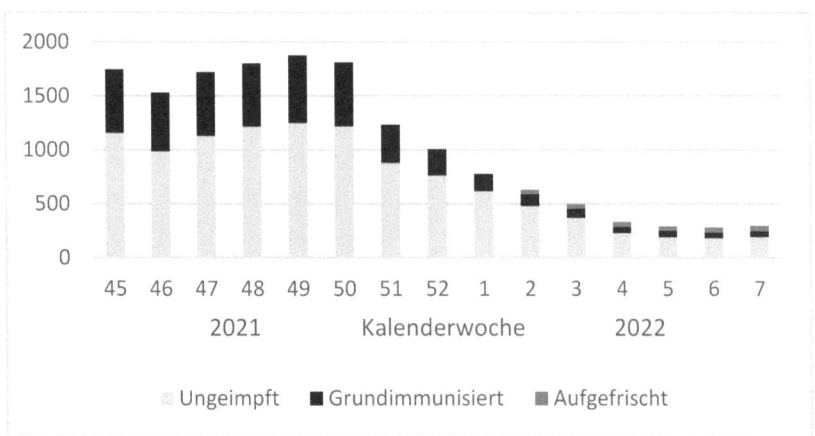

Abbildung 17: Anzahl der symptomatischen COVID-19-Fälle auf Intensivstationen nach Impfstatus; die Anzahl der Kalenderwoche entspricht der Summe aller Fälle der vier vorangegangenen Wochen; Quelle: Wochenberichte des Robert Koch-Instituts.

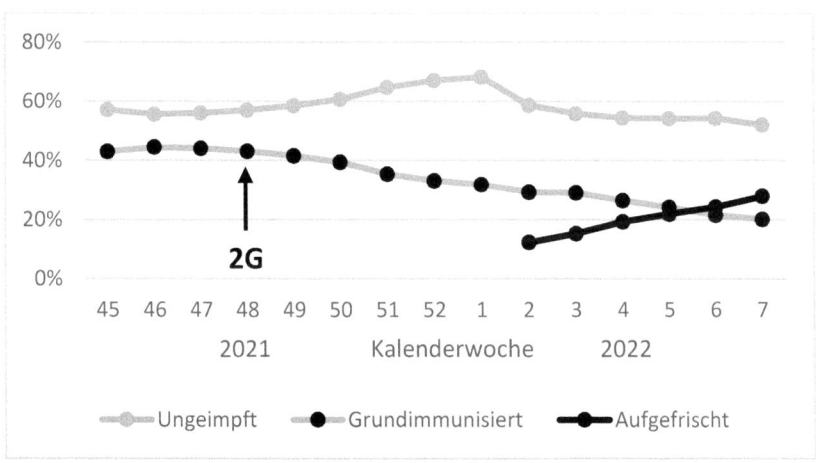

Abbildung 18: Relative Häufigkeit von Patienten mit einer Grundimmunisierung, Auffrischimpfung oder ohne COVID-19-Impfung; Bezug: symptomatische COVID-19-Fälle mit intensivmedizinischer Versorgung; Quelle: Wochenberichte des Robert Koch-Instituts.

Ungeimpfte machten fast durchgängig etwa zwei Drittel der symptomatischen intensivmedizinisch versorgten COVID-19-Patienten aus. Lediglich zum Jahreswechsel lag die Rate mit bis zu 79,6 % höher. Der Anteil der Patienten mit einer Grundimmunisierung war über den Beobachtungszeitraum von etwa 35 % auf 17 % bis 20 % rückläufig, wohingegen der Anteil der COVID-19-Patienten mit einer Auffrischimpfung innerhalb weniger Wochen von 6 % auf 17 % anstieg.

Insgesamt zeigte sich kein klarer Trend, dass unter 2G der Anteil der Ungeimpften an allen COVID-Patienten mit intensivmedizinischer Versorgung rückläufig war. Somit war durch 2G auch bei dieser Kenngröße kein nennenswerter zusätzlicher Schutz für Ungeimpfte zu erkennen.

7. Ziel: Druck auf Ungeimpfte erhöhen

Der Bürgermeister Hamburgs Peter Tschentscher machte kein Geheimnis daraus, den Druck auf die Ungeimpften erhöhen zu wollen [1]. Er begründete die flächendeckende Ausweitung der 2G-Regel unter anderem mit dem damit verbundenen Impfanreiz und sagte: "3G ist mit dem falschen Signal verbunden, dass man sich impfen lassen kann, aber ein Test geht auch" [91]. Die Möglichkeit eines negativen Tests bei Ungeimpften mit der Möglichkeit der gesellschaftlichen Teilhabe sei also ein „falsches Signal".

Die Vorsitzende des Deutschen Ethikrats Alena Buyx äußerte sich ähnlich. Sie hielt das Hamburger 2G-Optionsmodell nicht für eine Impfpflicht durch die Hintertür. „Eine Pflicht ist etwas, dem man sich nicht entziehen kann", sagte sie dem NDR. Das sei hier nicht der Fall. Stattdessen werde „Druck aufgebaut, um es attraktiver zu machen, sich und andere zu schützen" [92].

In Hamburg galt ein Großteil der 2G-Kontaktbeschränkungen für Ungeimpfte zwischen dem 20. November 2021 und dem 4. März 2022, das ist ein Zeitraum von 15 Wochen. Während der 2G-Beschränkungen wurde ein Anstieg der Impfquote von 69 % auf 76 % beobachtet (+ 7 %). In den 15 Wochen vor dem Beginn von 2G stieg der Bevölkerungsanteil mit einer vollständigen Impfung in gleichem Umfang (von 62 % auf 69 %; + 7 %). Nachdem der Großteil der 2G-Kontaktbeschränkungen wieder aufgehoben war und es Frühling wurde, stagnierte im Impfquote über Wochen bei 76 % (Abbildung 19).

Es lässt sich somit feststellen, dass die Impfquote während der 2G-Kontaktbeschränkungen in gleichem Maße weiter anstieg wie in den 15 Wochen davor. Nachdem ein Großteil der Kontaktbeschränkungen wieder aufgehoben war, stagnierte die Impfquote über Wochen bei 76 %. Die Stagnation mag daran gelegen haben, dass es Frühling wurde und deshalb das COVID-19-Infektionsgeschehen insgesamt zurückging, so dass die Notwendigkeit oder Sinnhaftigkeit einer COVID-19-Impfung schlechter vermittelbar war.

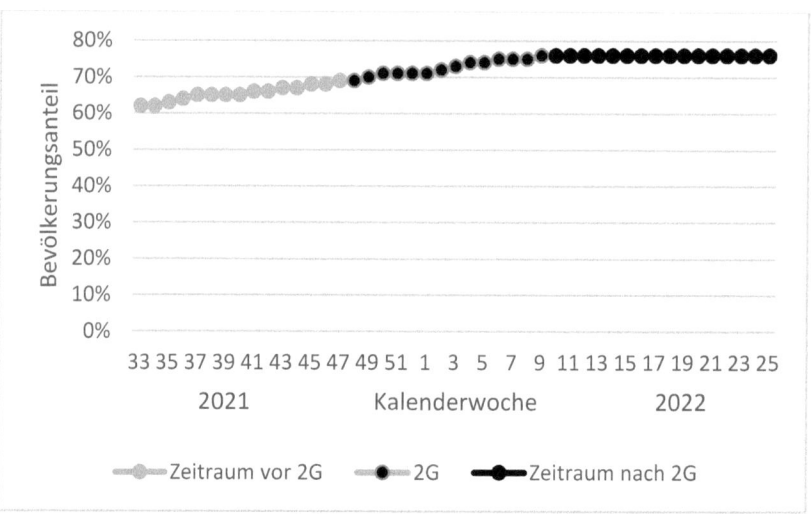

Abbildung 19: Anteil der Bevölkerung mit einer COVID-19-Grundimmunisierung in den 15 Wochen vor Beginn der 2G-Kontaktbeschränkungen (Kalenderwochen 33 bis 47 in 2021), während der 2G-Kontaktbeschränkungen (Kalenderwochen 48 in 2021 bis 11 in 2022) sowie nach Aufhebung des Großteils der 2G-Kontaktbeschränkungen (Kalenderwochen 12 bis 25 in 2022); Quelle: Wochenberichte des Robert Koch-Instituts.

Vielleicht ist ein Teil der unter 2G gestiegenen Impfquote tatsächlich auf die Kontaktbeschränkungen für Ungeimpfte zurückzuführen. Doch vielleicht spiegelt dieser Anstieg auch nur die zum Winter hin allgemein höhere Impfbereitschaft wider [93]. Es bleibt letztlich ungeklärt, ob die 2G-Kontaktbeschränkungen tatsächlich dazu geführt haben, dass sich mehr Menschen in Deutschland gegen COVID-19 haben impfen lassen.

8. War 2G verhältnismäßig?

Der Grundsatz der Verhältnismäßigkeit ist gewahrt, wenn der Eingriff in die Grundrechte einen legitimen Zweck in geeigneter, erforderlicher und angemessener Weise verfolgt. Nachfolgend wird zusammenfassend bewertet, ob die Verhältnismäßigkeit bei 2G gewahrt war.

8.1. Betroffene Grundrechte

Der wissenschaftliche Dienst des Deutschen Bundestags hat am 17. August 2021 eine verfassungsrechtliche Bewertung des Ausschlusses Ungeimpfter von Veranstaltungen und in der Gastronomie herausgegeben. Darin heißt es, dass die Zutrittsbeschränkung zu Innenbereichen für ungeimpfte Personen, für die eine Impfempfehlung vorliegt, einen Eingriff in die **allgemeine Handlungsfreiheit (Art. 2 Abs. 1 Grundgesetz)** darstellt, die auch die Teilnahme am kulturellen und sozialen Leben schützt [34].

Grundgesetz Artikel 2 Absatz 1

Jeder hat das Recht auf die freie Entfaltung seiner Persönlichkeit, soweit er nicht die Rechte anderer verletzt und nicht gegen die verfassungsmäßige Ordnung oder das Sittengesetz verstößt.

Diese allgemeine Handlungsfreiheit ist das am breitesten angelegte Grundrecht des Grundgesetzes. Sie umfasst das Recht, seine Handlungen frei zu wählen, also zu tun und zu lassen, was man will. Das schließt den Besuch von Geschäften, Kultur- und Sportveranstaltungen, Restaurants, Bars und Schwimmbädern ein, unabhängig von gesundheitlichen Risiken.

Zugleich ist häufig auch die **Berufsfreiheit (Art. 12 Abs. 1 Grundgesetz)** der Betreiber betroffen wie beispielsweise der Gastronomen, da diese nicht allen potentiellen Gästen einen Restaurantbesuch bzw. die Teilnahme an einer Veranstaltung ermöglichen können [34].

> **Grundgesetz Art. 12 Abs. 1**
> Alle Deutschen haben das Recht, Beruf, Arbeitsplatz und Ausbildungs-
> stätte frei zu wählen.

Schließlich wurde auch das **Grundrecht auf freie Religionsausübung**
eingeschränkt (Art. 4 Abs. 2 Grundgesetz).

> **Grundgesetz Artikel 4 Absatz 2**
> Die ungestörte Religionsausübung wird gewährleistet.

8.2. Eignung

Bevor die Einschätzung der Eignung von 2G zur Eindämmung der Verbreitung von COVID-19 beschrieben wird, ist zum besseren
Verständnis wichtig zu erkennen, dass eine bestehende Korrelation
nicht mit einer Kausalität gleichgesetzt werden kann. Kausalität be-
deutet, dass die Änderung einer Variable die Änderung einer anderen
Variable zur Folge hat (Ursache-Wirkungs-Prinzip). Dazu ein Beispiel.
Wenn durch einen größeren Abstand zwischen Menschen weniger
Übertragungen stattfinden, hat die eine Variable (das Abstandhalten)
zur Folge, dass eine andere Variable sich ändert (Übertragungen).
Korrelation hingegen bedeutet, dass zwischen zwei Variablen ein Zu-
sammenhang besteht. Doch es ist unklar, wodurch dieser
Zusammenhang verursacht wurde.

Im Hinblick auf die Fallzahlen ist lediglich einer Auswertung zu einer
möglichen Korrelation möglich. Eine ursächliche Erklärung für die Veränderung von Fallzahlen im zeitlichen Verlauf ist wegen fehlender
Kontrollgruppen im gleichen Zeitraum nicht möglich. Man kann sich
lediglich einer Plausibilitätsprüfung bedienen, um die Zusammen-
hänge (Korrelationen) bestmöglich zu erklären. Dies bleibt eine
Schwäche in der Interpretation der hier dargestellten Daten.

8.2.1. Eindämmung des Infektionsgeschehens

Die Stellungnahme der Bundesregierung hob jedoch hervor, dass „Ungeimpfte ein deutlich höheres Ansteckungsrisiko für andere

aufweisen" [33]. Doch ihre Kontaktmöglichkeiten waren unter 2G massiv eingeschränkt. Die COVID-19-Fallzahlen sind in Deutschland während der 2G-Kontaktbeschränkungen dennoch stark angestiegen (Kapitel 4.4.). Das kann unter anderem mit der Dominanz der Omikron-Variante (Kapitel 2.1.) sowie den vorübergehend eingeräumten Privilegien für Geimpfte und Genesene begründet werden, die sich ohne negativen Test in zahlreichen engen Räumen präpandemisch verhalten konnten, was in der Folge COVID-19-Ausbrüche nach sich zog (Kapitel 5.8.).

Grundimmunisierte und Genesene waren wie Ungeimpfte ebenfalls Virenträger, auch wenn es zu ihrer Häufigkeit in der Bevölkerung widersprüchliche Daten gibt (Kapitel 4.3). Es kam einerseits bei Grundimmunisierten fortwährend zu COVID-19-Durchbruchinfektionen. Laut Robert Koch-Institut wurden in den vier Wochen bis zum 16. November 2021 insgesamt 281 485 symptomatische COVID-19-Fälle gemeldet, von diesen waren 131 843 grundimmunisiert (46,8 %). Zu dieser Zeit war somit fast die Hälfte aller symptomatischen COVID-19-Fälle vollständig geimpft!

Daten zur Häufigkeit asymptomatischer COVID-19-Fälle in Abhängigkeit von ihrem Impfstatus liegen vom Robert Koch-Institut für diesen Zeitraum leider nicht vor. Es ist jedoch anzunehmen, dass die Rate asymptomatischer und somit meist unerkannter COVID-19-Fälle unter den Grundimmunisierten epidemiologisch relevant war. Zum einen deuten dies die Zahlen der COVID-19-Fälle aus Großbritannien an (Kapitel 4.3.3.). Dort werden sowohl die Fälle mit und ohne Symptome zusammenfassend ausgewertet und somit auch die asymptomatischen Virenträger in die Fallzahlen pro 100 000 einbezogen. Darüber hinaus zeichnete sich bereits frühzeitig ab, dass durch die Impfung der Schweregrad der Infektion günstig beeinflusst werden kann und deshalb mit mehr leichten oder asymptomatischen Fällen zu rechnen ist (Kapitel 2.1.2.).

Man hätte außerdem wissen können, dass grundimmunisierte Personen eine nachlassende Immunität haben und dass es unter ihnen eine erhebliche und steigende Zahl von COVID-19-Fällen gibt. Und doch wurde dieser Teil der Bevölkerung von den politischen Entscheidungsträgern privilegiert, sich in überfüllten öffentlichen Räumen präpandemisch verhalten zu dürfen. Es ist aus meiner Sicht sehr wahrscheinlich, dass das 2G-Konzept zu einem relevanten und in Teilen vermeidbaren Anstieg der COVID-19-Neuerkrankungen in Deutschland geführt hat. Deshalb scheint das 2G-Konzept mit sozialen Privilegien für Geimpfte aus epidemiologischer Sicht ein klarer Fehler gewesen zu sein. Die Generaldirektorin der WHO formulierte es am 24. November 2021 wie folgt: "Wir können es nicht deutlich genug sagen: Auch wenn Sie geimpft sind, sollten Sie weiterhin Vorsichtsmaßnahmen wie das Tragen einer Maske, das Einhalten von Abstand und das Meiden von Menschenansammlungen ergreifen" [94].

Die Virenlast Ungeimpfter war nach Auswertung aktueller Studien meist in einer vergleichbaren Größenordnung wie bei grundimmunisierten Personen (Kapitel 5.3.). Die Nachweisdauer von SARS-CoV-2 war bei Ungeimpften teilweise länger, der Unterschied ist jedoch von fraglicher infektionsepidemiologischer Relevanz (Kapitel 5.4.). Die Übertragungsraten von Ungeimpften auf nahe Kontaktpersonen zeigten während der Delta- und Omikron-Welle teilweise höhere Raten, die jedoch von den Autoren der Studien auch auf die niedrigere Impfquote der Kontaktpersonen der Ungeimpften zurückgeführt wurde, so dass diese Personen schlechter vor COVID-19 geschützt waren (Kapitel 5.6.). Damit kommt dem Impfstatus des Indexfalls eine untergeordnete Bedeutung hinsichtlich der Übertragungsraten zu.

Eine weitere Begründung für 2G war, dass es sich in all diesen Bereichen um Einrichtungen mit Publikumsverkehr handelt, die durch ein besonders hohes Infektionsrisiko gekennzeichnet sein sollen [5]. Doch die Analyse der Risikokontakte durch die Luca-App zeigte, dass diese Behauptung keine glaubhafte Grundlage hat. Denn der Großteil der Risikokontakte fand unter Besuchern von Clubs und Diskotheken (49,1 %) sowie Bars (23,2 %) statt, während an Besucher von Restaurants (10,9 %) sowie Festivals und Veranstaltungen (9 %) seltener Warnungen geschickt wurden. Damit wurde offensichtlich, dass in der Mehrzahl der für Ungeimpfte geschlossenen Bereiche des öffentlichen

Lebens wie dem Einzelhandel, Cafés, Kinos, Museen, Theater oder Schwimmbädern **kein besonders hohes Infektionsrisiko** bestand (Kapitel 5.7.).

Der Sachverständigenausschuss der Bundesregierung räumte in seinem Evaluationsbericht zu den Rechtsgrundlagen und Maßnahmen der Pandemiepolitik nach § 5 Abs. 9 IfSG ein, dass das Beurteilen des Effekts von 2G/3G mit Schwierigkeiten und Unsicherheiten verbunden sei. Theoretisch jedoch hätte die 2G- gegenüber der 3G-Regel den Vorteil, dass sich Infektionen unter Geimpften weniger häufig ausbreiten [87]. Ich halte diese These des Sachverständigenausschusses für gewagt. Die Zahl symptomatischer COVID-19-Fälle ist tatsächlich für einige Monate bei grundimmunisierten oder aufgefrischten Personen im Vergleich zu Ungeimpften niedriger (Kapitel 4.3.1.). Ob jedoch die Zahl asymptomatischer COVID-19-Fälle in gleichem Maße niedriger liegt, ist ungeklärt (Kapitel 4.3.2. und 4.3.3.).

> **Fazit**
> Die selbstgesteckten Ziele der Bundesregierung („die Infektionsdynamik brechen") sowie der Leopoldina („den exponentiellen Anstieg der Neuinfektionen in der vierten Welle beenden") wurden verfehlt. 2G erwies sich deshalb als ungeeignet, diese Ziele zu erreichen.

8.2.2. Überlastung des Gesundheitssystems verhindern

Eine drohende Überlastung des Gesundheitswesens war bei einer Impfquote der Bevölkerung von 69 % nicht mehr zu erwarten. Denn die besonders gefährdete Bevölkerung (mindestens 60 Jahre alt) verfügte Mitte November 2021 sogar über eine Impfquote von 87 % [39]. Spätestens mit der Dominanz der Omikron-Variante im Januar 2022 und den sinkenden Raten hospitalisierter bzw. intensivmedizinisch versorgter COVID-19-Patienten rückte eine drohende Überlastung in noch weitere Ferne.

Ein gezielter Schutz der Ungeimpften wurde ebenfalls nicht erreicht. Der Anteil der ungeimpften Patienten an allen hospitalisierten und intensivmedizinisch versorgten COVID-19-Patienten blieb unter

2G etwa in der gleichen Größenordnung (Kapitel 6). Doch dieser Anteil hätte sinken müssen, wenn für Ungeimpfte die 2G-Kontaktbeschränkungen das Risiko einer schweren COVID-19-Erkrankung in relevantem Umfang zusätzlich reduziert hätte.

Fazit

Bei einer Impfquote von 69 % im November 2021 und der ab Januar 2022 dominierenden Omikron-Variante mit deutlich milderen Krankheitsverläufen war die skizzierte drohende Überlastung des Gesundheitssystem wenig glaubhaft. Ein gezielter Schutz der Ungeimpften durch 2G ist auf Basis ihres unveränderten Anteils an den hospitalisierten und intensivmedizinisch behandelten COVID-19-Fällen während der 2G-Kontaktbeschränkungen nicht nachweisbar. Somit ist es sehr wahrscheinlich, dass 2G nicht geeignet war, die Überlastung des Gesundheitssystems zu verhindern, selbst wenn diese tatsächlich gedroht hätte.

8.2.3. Höhere Impfquote erreichen

Im Evaluationsbericht der Sachverständigen wird offen gesagt, dass die 2G/3G-Regeln für ungeimpfte Personen einen Anreiz zur Impfung geben sollten [87]. Im Dezember 2021 zeigte eine Modellierungsstudie für Deutschland mit einer im Vergleich zu anderen Ländern durchschnittlichen Impfquote, dass die Zahl der neu verabreichten Impfdosen pro Kopf nach Einführung der 3G-Regel nicht anstieg [95]. Andererseits hat sich die Impfquote zwischen November 2021 und Februar 2022 um 7 % erhöht, was mit dem Anstieg von 7 % in den 15 Wochen zuvor vergleichbar ist (Kapitel 7).

Ob dieser Anstieg von 7 % tatsächlich auf die 2G-Kontaktbeschränkungen zurückzuführen ist, bleibt unklar. Doch es gibt wissenschaftliche Hinweise, die diese Erklärung unterstützen. Forscher beschrieben Maßnahmen wie COVID-19-Zertifikate und Zugangsbeschränkungen im öffentlichen Raum als solche, die zu höheren Impfquoten führen können [96][97][98]. Andererseits ist das Impfen gegen virale Atemwegsinfektionen wie COVID-19 oder die klassische Grippe (Influenza) eine typische Vorsorgemaßnahme der Herbst- und Wintermonate [99], so dass der Anstieg zwischen November 2021 und Februar 2022 durchaus mit der Jahreszeit erklärt werden kann.

Fazit

Wenn die Erhöhung der Impfquote das Ziel von 2G war, ist dieses Ziel vielleicht in gewissem Umfang erreicht worden und die Maßnahme eventuell geeignet gewesen, dieses Ziel zu erreichen.

8.3. Erforderlichkeit

Nach dem Gebot der Erforderlichkeit hat der Staat „aus den zur Erreichung des Zweckes gleich gut geeigneten Mitteln das mildeste, also die geschützte Rechtsposition am wenigsten beeinträchtigende Mittel" zu wählen [34].

8.3.1. Das „mildeste gut geeignete Mittel"

Das Mittel zur Erreichung des Zwecks soll „gut geeignet" sein. Nach § 28b Infektionsschutzgesetz war der Zweck, die Verbreitung von COVID-19 zu verhindern. Das ist für die 2G-Kontaktbeschränkungen jedoch nicht der Fall. Eventuell war 2G geeignet, die Impfquote etwas zu erhöhen, doch der Effekt kann genauso gut durch die Jahreszeit erklärt werden, zu der die Impfbereitschaft gegen virale Atemwegsinfektionen erfahrungsgemäß höher ist. Alle anderen Ziele wie das Brechen der Infektionsdynamik oder die Ungeimpften ganz besonders vor einem schweren COVID-19-Verlauf schützen, wurden verfehlt. 2G war also kein „gut geeignetes Mittel", sondern ein ungeeignetes Mittel, um die Infektionsdynamik einzudämmen.

8.3.2. Beeinträchtigungen durch 2G

Als 2G in Kraft trat, waren 69 % der Bevölkerung bereits grundimmunisiert, 31 % hatten also bis zu diesem Zeitpunkt keine oder eine unvollständige COVID-19-Impfung erhalten. Das entspricht etwa 25,8 Millionen Menschen in Deutschland. Ein gewisser Anteil muss für

Genesene abgezogen werden. Die Auswertung der britischen Blut-spender im Alter ab 17 Jahren zeigte für November 2021, dass bei etwa 20 % der untersuchten Personen ohne vorherige Impfung Antikörper einer COVID-19-Infektion nachweisbar waren [100]. In der Annahme, dass in Deutschland zu diesem Zeitpunkt eine etwa gleich große Zahl an Menschen eine COVID-19-Infektion überstanden hatte, wären demnach etwa 20,6 Millionen Menschen als ungeimpft ohne vorherige COVID-19-Infektion einzustufen gewesen.

Ein weiterer Anteil von ihnen hatte das 18. Lebensjahr noch nicht vollendet und war somit, je nach Bundesland, teilweise nicht betrof-fen. Bei Jugendlichen zwischen 12 und 17 Jahren lag damals der Anteil ohne Impfung bei etwa 51 % [39].

Erwachsene waren durchgängig von 2G betroffen. In der Alters-gruppe der 18- bis 59-Jährigen waren 27 % ungeimpft, unter den Menschen im Alter von mindestens 60 Jahren lag die Quote bei nur 13 %. Millionen Menschen in Deutschland erlebten somit gravierende Beeinträchtigungen in ihrem Alltag, da ihnen der Zugang zu Restau-rants, Bars, Clubs, Diskos, körpernahen Dienstleistern, Sport in geschlossenen Räumen sowie Freizeitchören und Orchestern verwehrt wurde.

Viele Kirchen setzten 2G ebenfalls um. Pikanterweise lautete die Jahreslosung für das Jahr 2022: „Jesus Christus spricht: Wer zu mir kommt, den werde ich nicht abweisen". Mit 2G wiesen viele Kirchen Menschen an der Tür ab, die einen Hoffnungsraum suchten und einen Angstraum fanden [101]. Lediglich das Betreten von Supermärkten, Drogerien und Apotheken war ungeimpften Bürgern für insgesamt 11 Wochen erlaubt. Die erste Lockerung im Februar 2022 erfolgte auf Druck der Verwaltungsgerichte mit der Öffnung des Einzelhandels für Ungeimpfte.

Zur Bewertung der Erforderlichkeit wird die Eignung eines Mittels vorausgesetzt. Diese mag es in theoretischen Überlegungen durchaus gegeben haben (weniger Kontakte = weniger Infektionen = weniger schwere Infektionen). Doch die Auswertung der Fallzahlen im 2G-Zeit-raum weist keinen relevanten Effekt nach. Der Zweck wurde also nicht erreicht. Doch es bleibt unklar, ob der Zweck durch die Maßnahme „zumindest gefördert wurde".

8.3.3. Gezielte Testpflicht wahrscheinlich effektiver

In den vier Wochen bis zum 16. November 2021 waren 46,8 % der symptomatischen COVID-19-Fälle grundimmunisiert. Daten zur Häufigkeit asymptomatischer COVID-19-Fälle in Abhängigkeit von ihrem Impfstatus liegen für diesen Zeitraum aus Deutschland leider nicht vor. Es war in der Wissenschaft bekannt, dass grundimmunisierte Personen zunehmend häufig Träger von SARS-CoV-2 waren [102]. Wäre es da nicht sinnvoller gewesen, jede Person zu testen, die an bestimmten Veranstaltungen in geschlossenen Räumen teilnehmen möchte, um mögliche Infektionsquellen zeitnah zu entdecken, egal ob diese Person geimpft oder ungeimpft ist?

Die Ethikerin Ruth Baumann-Hölzle führte in diesem Zusammenhang aus, dass sich die Regeln in der Öffentlichkeit wieder ändern müssten, wenn gezeigt wurde, dass Geimpfte eben doch noch das Coronavirus übertragen können. Dann wäre es konsequent, dass sich entweder alle oder niemand vor dem Restaurantbesuch testen lassen müssten, weiterhin Maske tragen und Abstand halten. Sonst seien 3G und 2G irrational [103]. Ähnlich äußerte sich auch der Sachverständigenausschuss der Bundesregierung [87]. Verpflichtende Schnelltests vor dem Einlass zu bestimmten Settings hätten möglicherweise mehr COVID-19-Übertragungen verhindern können als die selektiven Kontaktbeschränkungen für Ungeimpfte. Doch es gilt hier die Genauigkeit der Schnelltests zu berücksichtigen.

Das Ziel einer Testung wäre für eine Person ohne Symptome den Nachweis zu erbringen, kein Träger von SARS-CoV-2 zu sein, beispielsweise vor einem Restaurantbesuch. Eine systematische Literaturauswertung des anerkannten Cochrane-Instituts wertete die Daten zur Genauigkeit von Schnelltests aus [104]. Die Gruppe der asymptomatischen Personen wurde hier in zwei Gruppen aufgeteilt: Personen ohne Kontakt zu COVID-19-Fällen und Personen mit einer COVID-19-Exposition. Als Beispiel wurde eine Kohorte von 10 000

Personen ohne Symptome aufgeführt. In der Bevölkerung wird in diesem Beispiel COVID-19 bei 0,5 % der Bevölkerung entdeckt, d. h. 50 der 10 000 Personen wären Virenträger.

Im **Szenario ohne Kontakt zu COVID-19-Fällen** haben die Schnelltests eine durchschnittliche Sensitivität von 49,6 %, d.h. dass 25 der 50 Virenträger durch den Test als solche erkannt würden. Im Umkehrschluss blieben 25 Virenträger unentdeckt. Die durchschnittliche Spezifität lag bei 99,6 %, d.h. dass 9 910 der 9 950 Personen ohne Virus durch den Test tatsächlich als virenfrei erkannt würden. Im Umkehrschluss wären 40 Personen zu Unrecht als Virenträger identifiziert worden.

In der Beschreibung der Genauigkeit von Test gibt es den negativen Vorhersagewert. Dieser besagt, wie häufig das Ergebnis eines Tests tatsächlich negativ ist, wenn diese Person das gesuchte Merkmal (in diesem Fall SARS-CoV-2) nachweislich nicht aufweist. Dieser lag bei 99,7 %. Durchschnittlich finden die Schnelltests somit die große Mehrzahl aller Personen, die keine Virenträger sind. Nach diesem Beispiel wären 9 910 virenfreie Personen durch den Test als solche erkannt worden und hätten durchaus ein Restaurant besuchen können. 25 Virenträger wären unerkannt geblieben und hätten Zugang zum Restaurant erhalten. 25 Virenträger wären entdeckt worden und hätten das Restaurant nicht besucht. 40 virenfreie Personen wären zu Unrecht als Virenträger klassifiziert worden und hätten ebenfalls keinen Zugang gehabt. Die Durchführung von Schnelltests an asymptomatischen Personen hätte somit nicht erreicht, dass sich keine Virenträger mehr in dem Restaurant aufhalten, ihre relative Häufigkeit hätte sich jedoch von 0,5 % auf 0,25 % halbiert.

8.3.4. 2G bei hoher Impfquote überhaupt erforderlich?

Mitte November 2021 betrug die Impfquote der Bevölkerung bereits 69 %, ein weiterer Teil der Bevölkerung war von COVID-19 genesen. Wenn man die Erkenntnisse aus Großbritannien aus dieser Zeit zugrunde legt, könnte man für den November 2021 von einem Genesenen-Anteil bei Ungeimpften von etwa 20 % ausgehen [100].

Manche Personen hatten zudem eine Hybridimmunität und waren sowohl geimpft als auch genesen. Damit hätten mehr als drei Viertel der Bevölkerung bereits ein deutlich reduziertes Risiko für einen schweren COVID-19-Verlauf, da sie nicht mehr als immunologisch naiv gegenüber SARS-CoV-2 galten.

Um eine Überlastung des Gesundheitssystems zu vermeiden, wären möglicherweise sogar keinerlei Maßnahmen mehr erforderlich gewesen. Großbritannien war das erste Land in Europa, das inmitten der Omikron-Welle im Januar 2022 zahlreiche Maßnahmen wie die Maskenpflicht beendete. Zur Begründung wurden sinkende Fallzahlen sowie rückläufige Einweisungen in Krankenhäuser angegeben, doch das stärkste Argument war wohl die deutlich sinkende Zahl an intensivmedizinisch betreuten COVID-19-Patienten [105]. Dieses Argument hätte man auch in Deutschland in eine Entscheidung über das Fortbestehen der 2G-Regel einfließen lassen können. Ende Januar 2022 folgte Dänemark und beendete den Großteil der Corona-Maßnahmen, da die Krankenhäuser nicht überlastet waren und etwa 60 % der Bevölkerung bereits eine Auffrischimpfung erhalten hatte [106]. Zu diesem Zeitpunkt lag die Quote der Menschen mit einer Auffrischimpfung in Deutschland mit 53 % nicht wesentlich niedriger. Weder in Großbritannien noch in Dänemark ist die COVID-19-Infektionsdynamik in der Folge eskaliert. Deshalb kann und muss die Frage erlaubt sein, ob die vergleichsweise milden Maßnahmen wie eine Maskenpflicht oder derartig restriktive Maßnahmen wie 2G-Kontaktbeschränkungen für Millionen Menschen überhaupt noch gerechtfertigt waren. Das Fortbestehen der 2G-Regelungen über den Januar 2022 hinaus wird im Kontext der Entscheidungen anderer Länder noch unplausibler und unverständlicher.

8.3.5. Nationaler Pandemieplan und Kontaktbeschränkungen

Im nationalen Pandemieplan aus dem Jahr 2017 für eine drohende Influenzapandemie finden sich verschiedene Maßnahmen, die je nach epidemiologischer Situation ergriffen werden können. Dazu zählen auch kontaktreduzierende Maßnahmen für die Öffentlichkeit. Hier wird empfohlen, über Ansteckung und Ausbreitung zu informieren und Beschränkungen oder Verbote von Veranstaltungen oder Großereignissen in Erwägung zu ziehen. **Eine selektive Kontaktbeschränkung für Ungeimpfte wurde hier nicht vorgeschlagen** [107].

Fazit

Eine Erforderlichkeit für 2G kann ich nicht erkennen, da 2G ungeeignet war, das Infektionsgeschehen einzudämmen. Die Dominanz der Omikron-Variante und die hohe Impfquote ließen trotz sehr hoher Fallzahlen keine Überlastung des Gesundheitssystems erwarten, was die Erfahrungen aus Großbritannien und Dänemark bestätigen. Mit dieser Erkenntnis wären sogar mildere Mittel gegebenenfalls nicht mehr erforderlich gewesen, um Infektionsquellen zu entdecken (z. B. Tests im Rahmen von 3G) und Übertragungen zu reduzieren (z. B. Maskenpflicht).

8.4. Verhältnismäßigkeit

8.4.1. Simulationsstudie: erwartbarer Effekt von 2G sehr gering

Um die Effektivität von 2G und vergleichbaren Regelungen abzuschätzen, wurde in einer vorveröffentlichten Studie ein mathematisches Modell entwickelt, um die Anzahl der Ungeimpften zu berechnen, die erforderlich wäre, um einen neuen COVID-19-Fall zu verhindern, unabhängig vom Schweregrad der Erkrankung. Die Berechnungen erfolgten auf Grundlage der epidemiologischen Charakteristika der Delta-Variante. Danach müssten mindestens 1 000 ungeimpfte Personen vom gesellschaftlichen Leben ausgeschlossen werden, um eine SARS-CoV-2-Infektion zu verhindern. Hier wird jedoch nur von einem „COVID-19-Fall" gesprochen, der möglicherweise nicht einmal Symptome aufweist. Der Schweregrad einer Infektion bleibt hier unberücksichtigt. Es ist damit klar, dass nach diesen Berechnungen eine vielfach höhere Zahl ungeimpfter Personen vom gesellschaftlichen Leben ausgeschlossen werden müsste, um eine schwere COVID-19-Infektion zu verhindern. Das Ergebnis wurde von den Autoren darauf zurückgeführt, dass die Ansteckungswahrscheinlichkeit in den Bereichen, für die ein solcher Ausschluss durchführbar ist, ohnehin vergleichsweise gering ist. Gleichzeitig seien aber empfindliche Schäden anzunehmen (zum Beispiel am Arbeitsplatz oder die soziale Teilhabe) [108].

8.4.2. Urteil zu Einzelhandel (Niedersachsen)

Am 18. Dezember 2021 wurde am OVG Lüneburg entschieden, dass „die **2G-Regeln im Einzelhandel nicht verhältnismäßig** seien und Geschäfte in der Pandemie keine Infektionsherde darstellten. Daher sei die Regel zu sofort aufzuheben" [109]. Die Maßnahme sei zur weiteren Eindämmung des Coronavirus nicht notwendig und auch nicht mit dem allgemeinen Gleichheitsgrundsatz vereinbar, entschied das Gericht [110]. Ministerpräsident Stephan Weil hoffte danach, durch die Unterstützung führender Wissenschaftler aus Niedersachsen, den Richtern das Risiko der Omikron-Variante und eine daraus resultierende Begründung für 2G besser vermitteln zu können [109]. Diese Unterstützung schien es jedoch nicht gegeben zu haben.

8.4.3. Urteil zu Sport unter freiem Himmel (Niedersachsen)

Niedersachsen hatte in seiner Corona-Verordnung vom 23. November 2021 Ungeimpften die Nutzung von Sportanlagen unter freiem Himmel untersagt. Gegen diese Regelung hatte sich eine in Niedersachsen lebende Golfspielerin, die nicht geimpft oder genesen war, mit einem Normenkontrolleilantrag an das OVG in Lüneburg gewandt. Sie machte geltend, dass **die Infektionsschutzmaßnahme nicht notwendig** und mit dem allgemeinen Gleichheitssatz nicht vereinbar sei. Die Richter gaben dem Antrag am 25. Januar 2022 statt, da die 2G-Regelung gegen Verfassungsrecht verstieß. Die umfassende Untersagung der Nutzung von Sportanlagen unter freiem Himmel durch Personen, die nicht über einen Impfnachweis oder über einen Genesenennachweis verfügen, erwies sich als unangemessen und wurde deshalb als „verfassungsrechtlich nicht gerechtfertigter Eingriff in die grundrechtlich geschützte allgemeine Handlungsfreiheit der betroffenen Personen" gewertet [111].

Fazit

Da die 2G-Kontaktbeschränkungen ihr Ziel nicht erreicht haben und es mildere Mittel gab, die das erklärte Ziel vermutlich sogar besser erreicht hätten, war nach meiner Einschätzung die Verhältnismäßigkeit von 2G von Beginn an nicht gegeben.

9. Die Gesellschaft unter 2G

Die vom Gesetzgeber beschlossene mehrmonatige Ausgrenzung Ungeimpfter aus dem Großteil des öffentlichen Lebens auf Basis falscher Tatsachenbehauptungen (Kapitel 3.3.) und uneindeutiger wissenschaftlicher Erkenntnisse (Kapitel 5 und 6) hat Spuren hinterlassen.

9.1. Öffentliche Äußerungen

Um den 2G-Zeitraum herum sind öffentliche Äußerungen zu hören gewesen, die das Potential haben, das Miteinander der Menschen negativ zu verändern. Dazu einige Beispiele:

„Ungeimpfte sind nicht Teil der Mitte der Gesellschaft"
Aus Sicht von Wolfram Henn, Mitglied des Deutschen Ethikrats, werde durch 2G keine Spaltung der Gesellschaft erzeugt. Spaltung vermittelt den Eindruck: Es wird ein Riss durch die Mitte der Gesellschaft erzeugt. Das stimme aber nicht, denn die Mehrheit der Gesellschaft sei geimpft. Betroffen sei lediglich eine immer kleiner werdende Minderheit. Und diese könne jederzeit in die Mitte der Gesellschaft zurückkehren [112].

„Jetzt braucht es einen scharfen Keil, der die Gesellschaft spaltet"
In einer Kolumne der Zeit sprach sich Christian Vooren für eine Spaltung der Gesellschaft aus. „Was es jetzt braucht, ist nicht mehr Offenheit, sondern ein scharfer Keil. Einer, der die Gesellschaft spaltet. Wenn davon die Rede ist, entsteht schnell ein Zerrbild im Kopf, als würde das Land in zwei gleich große Teile zerfallen. Doch so ist es nicht. Richtig und tief eingeschlagen, trennt er den gefährlichen vom gefährdeten Teil der Gesellschaft" [113].

„2G ist keine Ungerechtigkeit"
Aus Sicht des Mainzer Ethikprofessors Norbert Paul ergebe sich aus dem 2G-Modell in Hamburg allein aus der Ungleichbehandlung keine Ungerechtigkeit. Nach seiner Ansicht stehen die Einschränkungen, die Ungeimpfte als Konsequenz ihrer freien Entscheidung tragen, in einem ausgewogenen Verhältnis zur Vermeidung von Einschränkungen von

Geimpften und Genesenen, da von Ungeimpften ein höheres Übertragungsrisiko ausgehe, auch für Geimpfte [92].

„2G ist keine Diskriminierung"

Der Medizinethiker Wolfram Henn stellte in 2021 außerdem fest, dass ein Mensch, der ohne medizinischen Grund ungeimpft sei, wohl bald nicht mehr ins Restaurant oder ins Theater oder ins Schwimmbad gehen könne. Mit Diskriminierung habe das jedoch nichts zu tun. Wenn Ungeimpfte nicht mehr in ein Restaurant gehen dürfen, sei das aus seiner Sicht keine Diskriminierung, sondern durchaus gerechtfertigt. Es gehe schließlich um den Schutz der Gesundheit anderer. Impfverweigerung wirke sich nicht nur direkt aus, durch einen Anstieg des Infektionsgeschehens [112].

Doch es gab auch andere Stimmen.

„2G-Privilegien vergiften das gesellschaftliche Klima"

Die Schweizer Ethikerin Ruth Baumann-Hölzle war der Ansicht, dass der Staat für Verhältnisse sorgen muss, die ein friedliches Zusammenleben ermöglichen. Sie hielt die 2G-Maßnahmen für gefährlich, da sie die Gesellschaft spalten würden. Das sei keine kluge politische Strategie [103]. Durch diese 2G-Privilegien werde das gesellschaftliche Klima vergiftet. Am Ende kann Gewalt eskalieren, in körperlicher wie auch sprachlicher Form. Wer sich aus welchen Gründen auch immer nicht impfen lassen möchte, werde zum Feind und nicht mehr nur ein Mensch mit einer anderen Haltung. Es gebe dann kein Gespräch mehr auf Augenhöhe [103].

„2G ist eine gezielte Ausgrenzung von Staatsbürgern"

Der Rechtsanwalt Gerhard Strate äußert sich wie folgt: „Die 2G-Regel ist eines Rechtsstaats unwürdig. Es handelt sich um eine gezielte Ausgrenzung von Staatsbürgern, die sich auf ein vom Grundgesetz garantiertes Freiheitsrecht, das der körperlichen Unversehrtheit, berufen. Dass ausgerechnet in der Freien und Hansestadt Hamburg die Wahrnehmung dieses Freiheitsrechts dem Bürger zum Vorwurf gemacht wird und der Senat dieser Stadt sich als Pionier einer solchen

Entwicklung präsentiert, markiert einen historischen Tiefpunkt."
[114].

„Die Gesellschaft wieder zusammenführen"

Im November 2021 wurde ein Leserbrief von mir im *Lancet* veröffentlicht, in dem ich die Stigmatisierung der Ungeimpften als ungerechtfertigt beschrieb, da zur dieser Zeit Geimpfte immer mehr als Infektionsquelle in Betracht kamen und an COVID-19 erkranken konnten. Ich rief damals dazu auf, die Stigmatisierung der Ungeimpften zu beenden sowie zusätzliche Anstrengungen zu unternehmen, um die Gesellschaft wieder zusammenzuführen [115]. Mein Aufruf wurde in der von mir gewählten Darstellung nicht von allen Kollegen geteilt [116]. Doch auch nach der sorgfältigen Abwägung der Argumente der Kollegen blieb meine Überzeugung unverändert, dass die Stigmatisierung der Ungeimpften nicht gerechtfertigt ist, solange neben den Ungeimpften auch die Menschen mit einer, zwei oder mehr Impfungen ein relevanter Teil der Pandemie sind [117].

9.2. Geimpfte denken stärker diskriminierend

Ein Forscherteam aus Dänemark untersuchte vergleichend die diskriminierende Haltung von Geimpften und Ungeimpften im Rahmen der Pandemie [118]. Ein Teil ihrer Untersuchung fand in den USA statt, da man davon ausging, dass in diesem Land aus historischer Sicht die Grundrechte und Freiheiten hochgeachtet werden. Dabei wurden neben dem Gefühl der Antipathie verschiedene Grundfreiheiten abgefragt.

- Gefühl der Antipathie für die Person
- Freiheit der Bewegung: Darf die Person im Bus oder Zug neben mir sitzen?
- Freiheit des Wohnsitzes: Darf die Person in meiner Nachbarschaft leben?
- Freiheit der Rede: Darf die Person ihre Ansichten frei in sozialen Medien ohne Angst und Zensur äußern?

- Zugang zur Staatsbürgerschaft: Sollte die Person die US-Staatsbürgerschaft bekommen können?
- Zugang zur Arbeitslosenunterstützung: Sollte die Person Anspruch auf Arbeitslosenunterstützung erhalten?

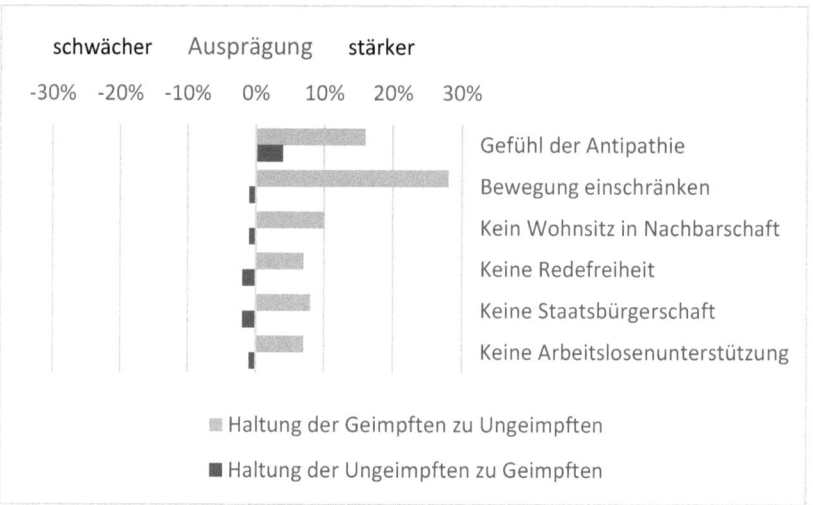

Abbildung 20: Haltung zu Grundrechten und Freiheiten von geimpften und ungeimpften US-Bürgern in Abhängigkeit von Impfstatus ihres Gegenübers.

Die Ergebnisse finden sich in Abbildung 20. Geimpfte zeigten gegenüber Ungeimpften eine signifikant stärkere diskriminierende Haltung **in allen Fragen zu Grundrechten und Freiheiten** (+7 % bis +28 %). Ungeimpfte hingegen empfanden lediglich eine signifikant stärkere Antipathie gegenüber Geimpften (+4 %), die jedoch im Gegensatz zu den Geimpften vergleichsweise gering war (+16 %). In allen Fragen zu Grundrechten oder Grundfreiheiten zeigten Ungeimpfte keine diskriminierende Einstellung gegenüber Geimpften. Mit diesen Quoten war die negative Einstellung der Geimpften gegenüber den Ungeimpften sogar noch stärker als ihre negative Haltung gegenüber Atheisten sowie ehemaligen Häftlingen oder Drogenabhängigen.

Diese Ergebnisse deuten darauf hin, dass Geimpfte, die aus ihrer Sicht mehr zur Pandemiebekämpfung beitragen, mit einer diskriminierenden Einstellung gegenüber den Ungeimpften reagieren, den aus ihrer Sicht vermeintlichen Trittbrettfahrern. Der Großteil der Geimpften berief sich auf die eigene moralische Pflicht, die COVID-19-Impfquote zu erhöhen [119]. Doch die vorliegenden Ergebnisse zeigen, dass gleichzeitig diskriminierende Haltungen aufkamen, einschließlich der Unterstützung für die Abschaffung von Grundrechten und Freiheiten. Es ist anzunehmen, dass ähnliche Ergebnisse auch in anderen Ländern einschließlich Deutschland gefunden worden wären. Wahrscheinlich haben auch die wiederholten negativen Äußerungen über Ungeimpfte wie „Bekloppte" (Joachim Gauck, Bundespräsident a.D.), „gefährliche Sozialschädlinge" (Rainer Stinner, FDP-Politiker) oder „asoziale Vollidioten" (Christoph Waltz, zweifacher Oscar-Preisträger) zu dieser diskriminierenden Haltung der Geimpften beigetragen.

9.3. Würde, Menschenrechte und Grundfreiheiten

In den internationalen Gesundheitsvorschriften der WHO (engl.: „International Health Regulations") aus dem Jahr 2005 werden im Artikel 3 Absatz 1 Rahmenbedingungen genannt, unter denen diese Vorschriften in den Ländern zu implementieren sind. Dazu zählen „der volle Respekt für die Würde, Menschenrechte und Grundfreiheiten der Menschen". Doch diese Begriffe wurden im Entwurf zur Überarbeitung vom November 2022 gestrichen [120]. Falls diese Streichung verbleibt, werden zukünftig weder die Würde noch die Menschrechte bzw. Grundfreiheiten eine Bedeutung bei der nationalen Umsetzung von internationalen „Gesundheitsvorschriften" haben.

9.4. Ausblick

Immer wieder wird auch von Ethikern als Argument für 2G aufgeführt, dass von Ungeimpften ein höheres Übertragungsrisiko ausgeht und Geimpfte die Gesundheit ihrer Mitmenschen besser schützen. Dieses Argument wurde von Politik, Medien und einzelnen Wissenschaftlern fortwährend öffentlich genutzt und hat offenbar viele Köpfe erreicht. Doch es bleibt im Großen und Ganzen falsch (Kapitel 5).

Der Soziologe Alexander Zinn äußerte sich als Geimpfter am 8. Januar 2022 [121]. Er schrieb:

„Was wir dabei übersehen: „Wissenschaftsfeinde" sind nicht diejenigen, die Zahlen, Studien und Maßnahmen hinterfragen, sondern diejenigen, die den offenen Diskurs darüber unterbinden wollen. Schuldzuweisung und Ausgrenzung mögen uns psychologisch entlasten. Die Corona-Krise, die inzwischen eher eine gesellschaftliche als eine gesundheitliche ist, werden wir damit nicht lösen."

Der Chefredakteur der Neuen Züricher Zeitung Eric Gujer wagte am 23. Dezember 2022 einen anderen Blick auf die Corona-Bilanz in Deutschland [122]. Er schrieb:

„Die Medien verbreiteten unkritisch als objektive Wissenschaft verbrämte Mutmaßungen: darunter die Behauptung, Geimpfte seien nicht ansteckend. Dies alles geschah unter der Parole «Follow the science». Selten war Wissenschaftsgläubigkeit naiver und zugleich militanter. Die damals bereits vorliegenden Fakten wurden nicht unvoreingenommen geprüft, sondern man machte sich zum Gehilfen der offiziellen Linie, die Ungeimpfte stigmatisierte. Die Beschlüsse waren zu wenig evidenzbasiert, sondern von den Stimmungen und Ängsten der Handelnden – also vor allem von Merkel und Braun – getrieben. Zu Recht wird beklagt, dass Querdenker eine extreme und mitunter extremistische Form der Realitätsverweigerung praktizieren. Aber alle Politiker bis hin zum Kanzler, die einen Impfzwang forderten, vertraten eine nicht minder extreme Position. Der Extremismus der Mitte ist gefährlicher als der Extremismus der Ränder, weil nur die Mitte die Macht hat, ihre Stimmungen in Gesetze zu gießen. Das sollten die Deutschen nicht vergessen."

10. Danksagung

Ich bedanke mich vor allem bei meiner lieben Frau, mit der ich nun seit drei Jahren über die Pandemie diskutiere und dadurch immer wieder zu neuen Betrachtungsmöglichkeiten komme. Darüber hinaus danke ich Karsten Montag, der mich bei der Auswertung der Hauptdiagnosen der COVID-19-Fälle anhand der ICD-10-Codes in der Datenbank des Instituts für das Entgeltsystem im Krankenhaus (InEK) sehr kompetent unterstützt hat.

Quellenverzeichnis

[1]   ZDFheute. Ungeimpfe in Hamburg: Was bedeutet 2G? Was sind
         Ausnahmen? 2021; Im Internet:
         https://www.zdf.de/nachrichten/panorama/corona-2g-regeln-hamburg-
         100.html; Stand: 20.12.2022

[2]   NDR. Viele Geschäfte in Hamburg nutzen 2G-Optionsmodell nicht. 2021; Im
         Internet: https://www.ndr.de/nachrichten/hamburg/coronavirus/Viele-
         Geschaefte-in-Hamburg-nutzen-2G-Optionsmodell-nicht,corona8956.html;
         Stand: 29.12.2022

[3]   Welt. Mehr 2G in Hamburg: Ungeimpfte müssen oft draußen bleiben. 2021;
         Im Internet:
         https://www.welt.de/regionales/hamburg/article235078634/Mehr-2G-in-
         Hamburg-Ungeimpfte-muessen-oft-draussen-bleiben.html; Stand:
         20.12.2022

[4]   NDR. Corona: Hamburg weitet ab sofort die 2G-Regeln aus. 2021; Im
         Internet: https://www.ndr.de/nachrichten/hamburg/coronavirus/Corona-
         Hamburg-weitet-ab-sofort-die-2G-Regeln-aus,corona8946.html; Stand:
         29.12.2022

[5]   Stadt Hamburg. Senat weitet 2G-Regel auf weitere Bereiche aus. 2021; Im
         Internet: https://www.hamburg.de/coronavirus/15621322/2021-11-23-sk-
         senat-weitet-2g-regel-auf-weitere-bereiche-aus/; Stand: 02.01.2023

[6]   NDR. Universität Hamburg wechselt in 2G-Lehrbetrieb. 2021; Im Internet:
         https://www.ndr.de/nachrichten/hamburg/Universitaet-Hamburg-
         wechselt-in-2G-Lehrbetrieb,hochschulen204.html; Stand: 20.12.2022

[7]   NDR. Corona: 2G im Einzelhandel wird in Hamburg abgeschafft. 2022; Im
         Internet: https://www.ndr.de/nachrichten/hamburg/Corona-2G-im-
         Einzelhandel-wird-in-Hamburg-abgeschafft,einzelhandel454.html; Stand:
         09.01.2023

[8]   BR24. 2G-Regel gilt nicht für Bekleidungsgeschäfte in Bayern. 2021; Im
         Internet: https://www.br.de/nachrichten/bayern/2g-regel-gilt-nicht-fuer-
         bekleidungsgeschaefte-in-bayern,St1DE4r; Stand: 30.12.2022

[9]   Del Águila-Mejía J, Wallmann R, Calvo-Montes J, et al. Secondary Attack
         Rate, Transmission and Incubation Periods, and Serial Interval of SARS-CoV-
         2 Omicron Variant, Spain. Emerg Infect Dis 2022; 28: 1224–1228.
         doi:10.3201/EID2806.220158

[10]   Ito K, Piantham C, Nishiura H. Relative instantaneous reproduction number
         of Omicron SARS-CoV-2 variant with respect to the Delta variant in
         Denmark. J Med Virol 2022; 94: 2265–2268. doi:10.1002/JMV.27560

[11]   Christie B. Covid-19: Early studies give hope omicron is milder than other variants. BMJ 2021; 375: n3144. doi:10.1136/BMJ.N3144

[12]   Nyberg T, Ferguson NM, Nash SG, et al. Comparative analysis of the risks of hospitalisation and death associated with SARS-CoV-2 omicron (B.1.1.529) and delta (B.1.617.2) variants in England: a cohort study. Lancet 2022; 399: 1303–1312. doi:10.1016/S0140-6736(22)00462-7

[13]   Yu W, Guo Y, Zhang S, et al. Proportion of asymptomatic infection and nonsevere disease caused by SARS-CoV-2 Omicron variant: A systematic review and analysis. J Med Virol 2022; 94: 5790–5801. doi:10.1002/JMV.28066

[14]   Shang W, Kang L, Cao G, et al. Percentage of Asymptomatic Infections among SARS-CoV-2 Omicron Variant-Positive Individuals: A Systematic Review and Meta-Analysis. Vaccines 2022; 10: 1049. doi:10.3390/VACCINES10071049/S1

[15]   Collie S, Champion J, Moultrie H, et al. Effectiveness of BNT162b2 Vaccine against Omicron Variant in South Africa. N Engl J Med 2022; 386: 494–496. doi:10.1056/NEJMC2119270

[16]   Andrews N, Stowe J, Kirsebom F, et al. Effectiveness of COVID-19 vaccines against the Omicron (B.1.1.529) variant of concern. medRxiv 2021; 2021.12.14.21267615. doi:10.1101/2021.12.14.21267615

[17]   Tsang NNY, So HC, Cowling BJ, et al. Effectiveness of BNT162b2 and CoronaVac COVID-19 vaccination against asymptomatic and symptomatic infection of SARS-CoV-2 omicron BA.2 in Hong Kong: a prospective cohort study. Lancet Infect Dis 2022; im Druck. doi:10.1016/S1473-3099(22)00732-0

[18]   European Medicine Agency. EMA considerations on COVID-19 vaccine approval. 2020; Im Internet: https://www.ema.europa.eu/en/documents/other/ema-considerations-covid-19-vaccine-approval_en.pdf

[19]   Institut für das Entgeltsystem im Krankenhaus. InEK Datenbrowser. 2022; Im Internet: https://datenbrowser.inek.org

[20]   Montag K, Kampf G. Acute lower respiratory tract infections accounted for 56.2% of hospitalized COVID-19 cases in Germany during the first three waves. Int J Epidemiol 2022; 51: 1032–1033. doi:10.1093/IJE/DYAC059

[21]   Lauterbach K. „Das gesamte öffentliche Leben muss auf 2G reduziert sein.". 2021. Im Internet: https://twitter.com/Karl_Lauterbach/status/1460367434603540483; Stand: 27.12.2022

[22]   RND. Ethikratvorsitzende Alena Buyx hält 2G für vertretbar: „Situation ist

bedrohlich". 2021; Im Internet:
https://www.rnd.de/politik/ethikratvorsitzende-alena-buyx-haelt-2g-fuer-
vertretbar-situation-ist-bedrohlich-
W5NOUMJXERBGBJ227KZVZYWPUU.html; Stand: 07.01.2023

[23]   Billmayer L. Corona: Offenbar gravierender Fehler bei Inzidenz von
        Ungeimpften - Hamburger Behörde lenkt nun ein. 2021; Im Internet:
        https://www.merkur.de/politik/corona-inzidenz-hamburg-geimpfte-
        ungeimpfte-senat-tschentscher-kubicki-zr-91187873.html; Stand:
        20.12.2022

[24]   Junge Freiheit. Tschentscher will „auf keinen Fall" bewußt gelogen haben.
        2021; Im Internet:
        https://jungefreiheit.de/politik/deutschland/2021/281031/; Stand:
        02.01.2023

[25]   Lauterbach J. Corona-Zahlen in Hamburg: „Dann war unsere Auswertung
        grob falsch", sagt Peter Tschentscher. 2022; Im Internet:
        https://www.welt.de/regionales/hamburg/article236180178/Corona-
        Zahlen-in-Hamburg-Dann-war-unsere-Auswertung-grob-falsch-sagt-Peter-
        Tschentscher.html; Stand: 20.12.2022

[26]   Inzidenz der Ungeimpften: Basiert Hamburgs 2G-Regel auf falschen Daten?
        Focus online 2021; Im Internet:
        https://www.focus.de/gesundheit/coronavirus/daten-ungenau-raetsel-um-
        inzidenz-der-ungeimpften-basiert-hamburgs-2g-regel-auf-falschen-
        daten_id_26748608.html; Stand: 20.12.2022

[27]   ZDF heute. Tschentscher in Hamburg: Der Zahlen-Erklärer in Zahlennot.
        2022; Im Internet: https://www.zdf.de/nachrichten/politik/corona-
        tschentscher-hamburg-falsche-zahlen-100.html; Stand: 20.12.2022

[28]   Leopoldina. Coronavirus-Pandemie: Klare und konsequente Maßnahmen –
        sofort! 2021; Im Internet: https://www.leopoldina.org/presse-
        1/nachrichten/coronavirus-pandemie-10-ad-hoc-stellungnahme/; Stand:
        23.01.2023

[29]   Maier BF, Wiedermann M, Burdinski A, et al. Germany's current COVID-19
        crisis is mainly driven by the unvaccinated. medRxiv 2021;
        2021.11.24.21266831. doi:10.1101/2021.11.24.21266831

[30]   Mossong J, Hens N, Jit M, et al. Social contacts and mixing patterns relevant
        to the spread of infectious diseases. PLoS Med 2008; 5: e74.
        doi:10.1371/journal.pmed.0050074

[31]   Robert Koch-Institut. Wöchentlicher Lagebericht des RKI zur Coronavirus-
        Krankheit-2019 (COVID-19) 11.11.2021 – AKTUALISIERTER STAND FÜR
        DEUTSCHLAND. 2021; Im Internet:

https://www.rki.de/DE/Content/InfAZ/N/Neuartiges_Coronavirus/Situation
sberichte/Wochenbericht/Wochenbericht_2021-11-
11.pdf?__blob=publicationFile

[32] Nordström P, Ballin M, Nordström A. Effectiveness of Covid-19 Vaccination
Against Risk of Symptomatic Infection, Hospitalization, and Death Up to 9
Months: A Swedish Total-Population Cohort Study. 2021;
https://ssrn.com/abstract=3949410

[33] Bundesregierung. Videoschaltkonferenz der Bundeskanzlerin mit den
Regierungschefinnen und Regierungschefs der Länder am 18. November
2021 - Beschluss. 2021; Im Internet:
https://www.bundesregierung.de/resource/blob/974430/1982598/defbdff
47daf5f177586a5d34e8677e8/2021-11-18-mpk-data.pdf?download=1;
Stand: 02.01.2023

[34] Wissenschaftlicher Dienst. Verfassungsrechtliche Bewertung des
Ausschlusses Ungeimpfter von Veranstaltungen und in der Gastronomie.
2021; Im Internet:
https://www.bundestag.de/resource/blob/855920/5ae52a4b6e88498c7712
44b090633005/WD-3-148-21-pdf-data.pdf; Stand: 27.12.2022

[35] Robert Koch-Institut. Coronavirus-Krankheit-2019 (COVID-19) (SARS-CoV-2).
2020; Im Internet:
https://www.rki.de/DE/Content/InfAZ/N/Neuartiges_Coronavirus/Falldefini
tion.pdf?__blob=publicationFile; Stand: 23.01.2023

[36] Falsey AR, Sobieszczyk ME, Hirsch I, et al. Phase 3 Safety and Efficacy of
AZD1222 (ChAdOx1 nCoV-19) Covid-19 Vaccine. N Engl J Med 2021; 385:
2348–2360. doi:10.1056/NEJMOA2105290

[37] Baden LR, El Sahly HM, Essink B, et al. Efficacy and Safety of the mRNA-1273
SARS-CoV-2 Vaccine. N Engl J Med 2021; 384: 403–416.
doi:10.1056/NEJMoa2035389

[38] Polack FP, Thomas SJ, Kitchin N, et al. Safety and Efficacy of the BNT162b2
mRNA Covid-19 Vaccine. N Engl J Med 2020; 383: 2603–2615.
doi:10.1056/NEJMoa2034577

[39] Robert Koch Institut. Wöchentlicher Lagebericht des RKI zur Coronavirus-
Krankheit-2019 (COVID-19) 18.11.2021 – AKTUALISIERTER STAND FÜR
DEUTSCHLAND. Robert Koch-Institut 2021; Im Internet:
https://www.rki.de/DE/Content/InfAZ/N/Neuartiges_Coronavirus/Situation
sberichte/Wochenbericht/Wochenbericht_2021-11-
18.pdf?__blob=publicationFile; Stand: 23.01.2023

[40] Goldberg Y, Mandel M, Bar-On YM, et al. Waning Immunity after the
BNT162b2 Vaccine in Israel. N Engl J Med 2021; 385: e85.

doi:10.1056/NEJMoa2114228

[41]   Voysey M, Clemens SAC, Madhi SA, et al. Safety and efficacy of the ChAdOx1
         ncov-19 vaccine (AZD1222) against SARS-CoV-2: an interim analysis of four
         randomised controlled trials in Brazil, South Africa, and the UK. Lancet 2021;
         397: 99–111. doi:10.1016/s0140-6736(20)32661-1

[42]   UK Health Security Agency. COVID-19 vaccine surveillance report. Week 43.
         2021; Im Internet:
         https://assets.publishing.service.gov.uk/government/uploads/system/uploa
         ds/attachment_data/file/1029606/Vaccine-surveillance-report-week-
         43.pdf; Stand: 23.01.2023

[43]   RKI. Coronavirus SARS-CoV-2 - COVID-19-Fälle nach Altersgruppe und
         Meldewoche (Tabelle wird jeden Donnerstag aktualisiert). 2023; Im
         Internet:
         https://www.rki.de/DE/Content/InfAZ/N/Neuartiges_Coronavirus/Daten/Al
         tersverteilung.html; Stand: 22.01.2023

[44]   Abu-Raddad LJ, Chemaitelly H, Ayoub HH, et al. Relative infectiousness of
         SARS-CoV-2 vaccine breakthrough infections, reinfections, and primary
         infections. Nat Commun 2022; 13: 532. doi:10.1038/S41467-022-28199-7

[45]   Shrotri M, Krutikov M, Palmer T, et al. Vaccine effectiveness of the first dose
         of ChAdOx1 ncov-19 and BNT162b2 against SARS-CoV-2 infection in
         residents of long-term care facilities in England (VIVALDI): a prospective
         cohort study. Lancet Infect Dis 2021; 21: 1529–1538. doi:10.1016/S1473-
         3099(21)00289-9

[46]   Levine-Tiefenbrun M, Yelin I, Alapi H, et al. Viral loads of Delta-variant SARS-
         CoV-2 breakthrough infections after vaccination and booster with
         BNT162b2. Nat Med 2021; 27: 2108–2110. doi:10.1038/S41591-021-01575-
         4

[47]   Pouwels KB, Pritchard E, Matthews PC, et al. Effect of Delta variant on viral
         burden and vaccine effectiveness against new SARS-CoV-2 infections in the
         UK. Nat Med 2021; 27: 2127–2135. doi:10.1038/S41591-021-01548-7

[48]   Riemersma KK, Haddock LA, Wilson NA, et al. Shedding of infectious SARS-
         CoV-2 despite vaccination. PLoS Pathog 2022; 18: e1010876.
         doi:10.1371/JOURNAL.PPAT.1010876

[49]   Fall A, Eldesouki RE, Sachithanandham J, et al. The displacement of the
         SARS-CoV-2 variant Delta with Omicron: An investigation of hospital
         admissions and upper respiratory viral loads. EBioMedicine 2022; 79:
         104008. doi:10.1016/J.EBIOM.2022.104008

[50]   Servellita V, Morris MK, Sotomayor-Gonzalez A, et al. Predominance of
         antibody-resistant SARS-CoV-2 variants in vaccine breakthrough cases from

the San Francisco Bay Area, California. Nat Microbiol 2022; 7: 277–288. doi:10.1038/S41564-021-01041-4

[51]   Hsu L, Grüne B, Buess M, et al. Covid-19 breakthrough infections and transmission risk: Real-world data analyses from Germany's largest public health department (Cologne). Vaccines 2021; 9: 1267. doi:10.3390/VACCINES9111267

[52]   Bollinger M, Saile P, Shapeton AD, et al. Sensitivity of severe acute respiratory syndrome coronavirus type 2 rapid antigen point-of-care tests in vaccinated patients. Eur J Emerg Med 2022; 29: 285–290. doi:10.1097/MEJ.0000000000000928

[53]   Al Bayat S, Mundodan J, Hasnain S, et al. Can the cycle threshold (Ct) value of RT-PCR test for SARS CoV2 predict infectivity among close contacts? J Infect Public Health 2021; 14: 1201–1205. doi:10.1016/J.JIPH.2021.08.013

[54]   Puhach O, Adea K, Hulo N, et al. Infectious viral load in unvaccinated and vaccinated individuals infected with ancestral, Delta or Omicron SARS-CoV-2. Nat Med 2022; 28: 1491–1500. doi:10.1038/s41591-022-01816-0

[55]   Plante JA, Machado RRG, Mitchell BM, et al. Vaccination Decreases the Infectious Viral Load of Delta Variant SARS-CoV-2 in Asymptomatic Patients. Viruses 2022; 14: 2071. doi:10.3390/V14092071

[56]   Thompson MG, Yoon SK, Naleway AL, et al. Association of mRNA Vaccination With Clinical and Virologic Features of COVID-19 Among US Essential and Frontline Workers. JAMA 2022; 328: 1523–1533. doi:10.1001/JAMA.2022.18550

[57]   Garcia-Knight M, Anglin K, Tassetto M, et al. Infectious viral shedding of SARS-CoV-2 Delta following vaccination: A longitudinal cohort study. PLoS Pathog 2022; 18: e1010802. doi:10.1371/JOURNAL.PPAT.1010802

[58]   Kissler SM, Fauver JR, Mack C, et al. Viral Dynamics of SARS-CoV-2 Variants in Vaccinated and Unvaccinated Persons. N Engl J Med 2021; 385: 2489–2491. doi:10.1056/NEJMc2102507

[59]   Maier HE, Plazaola M, Lopez R, et al. SARS-CoV-2 infection-induced immunity and the duration of viral shedding: Results from a Nicaraguan household cohort study. Influenza Other Respi Viruses 2022; 17: e13074. doi:10.1111/IRV.13074

[60]   Ke R, Martinez PP, Smith RL, et al. Longitudinal Analysis of SARS-CoV-2 Vaccine Breakthrough Infections Reveals Limited Infectious Virus Shedding and Restricted Tissue Distribution. Open Forum Infect Dis 2022; 9: ofac192. doi:10.1093/OFID/OFAC192

[61]   Cevik M, Tate M, Lloyd O, et al. SARS-CoV-2, SARS-CoV, and MERS-CoV viral load dynamics, duration of viral shedding, and infectiousness: a systematic

review and meta-analysis. The Lancet Microbe 2021; 2: e13–e22. doi:10.1016/S2666-5247(20)30172-5

[62]   Shitrit P, Zuckerman NS, Mor O, et al. Nosocomial outbreak caused by the SARS-CoV-2 Delta variant in a highly vaccinated population, Israel, July 2021. Euro Surveill 2021; 26: 2100822. doi:10.2807/1560-7917.es.2021.26.39.2100822

[63]   Eyre DW, Taylor D, Purver M, et al. Effect of Covid-19 Vaccination on Transmission of Alpha and Delta Variants. N Engl J Med 2022; 386: 744–756. doi:10.1056/NEJMOA2116597

[64]   De Gier B, Andeweg S, Backer JA, et al. Vaccine effectiveness against SARS-CoV-2 transmission to household contacts during dominance of Delta variant (B.1.617.2), the Netherlands, August to September 2021. Euro Surveill 2021; 26: 2100977. doi:10.2807/1560-7917.ES.2021.26.44.2100977

[65]   Lyngse FP, Mølbak K, Denwood M, et al. Effect of vaccination on household transmission of SARS-CoV-2 Delta variant of concern. Nat Commun 2022; 13: 3764. doi:10.1038/S41467-022-31494-Y

[66]   Lyngse FP, Mortensen LH, Denwood MJ, et al. Household transmission of the SARS-CoV-2 Omicron variant in Denmark. Nat Commun 2022; 13: 5573. doi:10.1038/S41467-022-33328-3

[67]   Grüne B, Grüne J, Kossow A, et al. Vaccination and Transmission Risk during the Outbreak of B.1.1.529 (Omicron). Vaccines 2022; 10: 1003. doi:10.3390/VACCINES10071003

[68]   Schmaling KB. Couples and COVID-19 vaccination: Frequency and reasons for discordance. Vaccine 2022; 40: 1913–1917. doi:10.1016/J.VACCINE.2022.02.055

[69]   Freeman D, Loe BS, Chadwick A, et al. COVID-19 vaccine hesitancy in the UK: the Oxford coronavirus explanations, attitudes, and narratives survey (Oceans) II. Psychol Med 2022; 52: 3127–3141. doi:10.1017/S0033291720005188

[70]   Hall PA, Meng G, Sakib MN, et al. Do the vaccinated perform less distancing, mask wearing and hand hygiene? A test of the risk compensation hypothesis in a representative sample during the COVID-19 pandemic. Vaccine 2022; im Druck. doi:10.1016/J.VACCINE.2022.10.028

[71]   Chu DK, Akl EA, Duda S, et al. Physical distancing, face masks, and eye protection to prevent person-to-person transmission of SARS-CoV-2 and COVID-19: a systematic review and meta-analysis. Lancet (London, England) 2020; 395: 1973–1987. doi:10.1016/S0140-6736(20)31142-9

[72]   Thompson HA, Mousa A, Dighe A, et al. Severe Acute Respiratory Syndrome Coronavirus 2 (SARS-CoV-2) Setting-specific Transmission Rates: A

Systematic Review and Meta-analysis. Clin Infect Dis 2021; 73: e754–e764. doi:10.1093/CID/CIAB100

[73]   World Health Organization. Infection Prevention And Control During Health Care When Coronavirus Disease (COVID-19) Is Suspected Or Confirmed. World Heal Organ Interim Guid 2021; 1–5. Im Internet: https://apps.who.int/iris/rest/bitstreams/1272420/retrieve

[74]   Erxleben C. Corona-Hotspots: Analyse zeigt, wo du dich (wirklich) mit Corona ansteckst. 2021; Im Internet: https://www.basicthinking.de/blog/2021/11/15/luca-analyse-corona-hotspots-in-deutschland/; Stand: 02.01.2023

[75]   T-online. Coronavirus in Hamburg: Corona-Ausbruch in 2G-Bar – jeder Zehnte infiziert. 2021; Im Internet: https://www.t-online.de/region/hamburg/news/id_90924448/coronavirus-in-hamburg-corona-ausbruch-in-2g-bar-jeder-zehnte-infiziert.html; Stand: 29.12.2022

[76]   Weiss J. Die Grenzen von 2G: Auf einer Berliner Party stecken sich 21 von 35 Gästen an – alle sind geimpft. 2021; Im Internet: https://plus.tagesspiegel.de/berlin/wenn-2g-versagt-auf-einer-berliner-party-stecken-sich-21-von-35-gasten-an--alle-sind-geimpft-317980.html

[77]   FAZ. Corona-Ausbruch im Berghain in Berlin: 19 Infektionen, 2500 Menschen kontaktiert. 2021; Im Internet: https://www.faz.net/aktuell/gesellschaft/menschen/corona-ausbruch-im-berghain-in-berlin-19-infektionen-2500-menschen-kontaktiert-17593854.html; Stand: 29.12.2022

[78]   Merkur. Corona-Ausbruch bei 2G-Party in deutschem Kult-Club - 2500 Personen kontaktiert. 2021; Im Internet: https://www.merkur.de/deutschland/berghain-corona-ausbruch-2g-party-kult-club-2500-kontakt-personen-berlin-91062655.html; Stand: 29.12.2022

[79]   FOCUS Online. Massiver Infektionsausbruch nach 2G-Party in Münster: Wie kann das sein? 2021; Im Internet: https://www.focus.de/gesundheit/news/spricht-das-gegen-2g-nein-massiver-coronaausbruch-nach-2g-party-in-muenster-wie-kann-das-sein_id_24257058.html; Stand: 29.12.2022

[80]   op-online. Corona-Ausbruch: Viele Infizierte in Hanau, Freigericht und Steinau. 2021; Im Internet: https://www.op-online.de/region/main-kinzig-kreis/freigericht-hanau-main-kinzig-kreis-corona-ausbruch-konzert-regeln-2g-steinau-91100220.html; Stand: 30.12.2022

[81]   SWR. Corona-Ausbruch im Tübinger BachChor nach einer Gesangsprobe. 2021; Im Internet: https://www.swr.de/swraktuell/baden-wuerttemberg/tuebingen/corona-ausbruch-bach-chor-tuebingen-100.html;

Stand: 30.12.2022

[82] Brandal LT, MacDonald E, Veneti L, et al. Outbreak caused by the SARS-CoV-2 Omicron variant in Norway, November to December 2021. Euro Surveill 2021; 26: 2101147. doi:10.2807/1560-7917.ES.2021.26.50.2101147

[83] Matsumura Y, Yamamoto M, Shinohara K, et al. High mortality and morbidity among vaccinated residents infected with the SARS-CoV-2 Omicron variant during an outbreak in a nursing home in Kyoto City, Japan. Am J Infect Control 2022; im Druck. doi:10.1016/J.AJIC.2022.09.007

[84] Der Spiegel. Corona: Markus Söder (CSU) für Unterschiede zwischen Geimpften und Nicht-Geimpften - DER SPIEGEL. 2021; Im Internet: https://www.spiegel.de/politik/deutschland/corona-markus-soeder-csu-fuer-unterschiede-zwischen-geimpften-und-nicht-geimpften-a-6cbfd0a0-104b-4f6b-b25e-05cb4f33abff; Stand: 29.12.2022

[85] Kampf G. COVID-19 Vaccinated Individuals Can Be a Source of SARS-CoV-2 Transmission—A Systematic Review. Hygiene 2021; 1: 1–11. doi:https://doi.org/10.3390/hygiene1010001

[86] ntv. 3G-Regel reicht nicht aus: Drosten: Oberstes Ziel ist Schutz der Ungeimpften. 2021; Im Internet: https://www.n-tv.de/panorama/Drosten-Oberstes-Ziel-ist-Schutz-der-Ungeimpften-article22938291.html; Stand: 10.01.2023

[87] Sachverständigenausschuss. EVALUATION DER RECHTSGRUNDLAGEN UND MAßNAHMEN DER PANDEMIEPOLITIK. 2022; Im Internet: moz-extension://251fd863-932b-42ee-940f-9bc0376dded0/enhanced-reader.html?openApp&pdf=https%3A%2F%2Fwww.bundesgesundheitsministerium.de%2Ffileadmin%2FDateien%2F3_Downloads%2FS%2FSachverstaendigenausschuss%2F220630_Evaluationsbericht_IFSG_NEU.pdf; Stand: 09.09.2022

[88] Ssentongo P, Ssentongo AE, Voleti N, et al. SARS-CoV-2 vaccine effectiveness against infection, symptomatic and severe COVID-19: a systematic review and meta-analysis. BMC Infect Dis 2022; 22: 439. doi:10.1186/s12879-022-07418-y

[89] Sette A, Crotty S. Immunological memory to SARS-CoV-2 infection and COVID-19 vaccines. Immunol Rev 2022; 310: 27–46. doi:10.1111/IMR.13089

[90] Robert Koch-Institut. Coronavirus SARS-CoV-2 - COVID-19-Fälle nach Meldewoche und Geschlecht sowie Anteile mit für COVID-19 relevanten Symptomen, Anteile Hospitalisierter/Verstorbener und Altersmittelwert/-median. 2023. Im Internet: https://www.rki.de/DE/Content/InfAZ/N/Neuartiges_Coronavirus/Daten/Klinische_Aspekte.html; Stand: 18.01.2023

[91]   NDR. Corona: 2G-Regeln werden ab Montag in Hamburg erweitert | NDR.de
        - Nachrichten - Hamburg - Coronavirus. 2021; Im Internet:
        https://www.ndr.de/nachrichten/hamburg/coronavirus/Corona-2G-Regeln-
        werden-ab-Montag-in-Hamburg-erweitert,corona9288.html; Stand:
        29.12.2022

[92]   May N. Corona 2G-Regelung: Wie gerecht ist das Modell? - Ethikexperten
        geben Antworten. 2021; Im Internet: https://www.rnd.de/politik/corona-
        2g-regelung-wie-gerecht-ist-das-modell-ethikexperten-geben-antworten-
        EHBDSQGZZFCQTKMG4BZD2PPY6Y.html; Stand: 07.01.2023

[93]   Yang J, Liao Y, Hua Q, et al. A Survey of Awareness of COVID-19 Knowledge,
        Willingness and Influencing Factors of COVID-19 Vaccination. Vaccines 2022;
        10: 524. doi:10.3390/VACCINES10040524

[94]   Anonym. WHO Director-General's opening remarks at the media briefing on
        COVID-19 - 24 November 2021. . Im Internet:
        https://www.who.int/director-general/speeches/detail/who-director-
        general-s-opening-remarks-at-the-media-briefing-on-covid-19---24-
        november-2021

[95]   Mills MC, Rüttenauer T. The effect of mandatory COVID-19 certificates on
        vaccine uptake: synthetic-control modelling of six countries. Lancet Public
        Heal 2022; 7: e15–e22. doi:10.1016/S2468-2667(21)00273-5

[96]   Kuznetsova L, Diago-Navarro E, Mathu R, et al. Effectiveness of COVID-19
        Vaccination Mandates and Incentives in Europe. Vaccines 2022; 10: 1714.
        doi:10.3390/VACCINES10101714

[97]   Costantino C, Bonaccorso N, Sciortino M, et al. Exploring the effectiveness
        of the Digital Green Certificate Law as Public Health instrument to increase
        anti-COVID-19 vaccination in a sample of working-age adult population in
        the Palermo Metropolitan Area. J Prev Med Hyg 2022; 63: E399–E404.
        doi:10.15167/2421-4248/JPMH2022.63.3.2688

[98]   Wang J, Wagner AL, Chen Y, et al. Would COVID-19 vaccination willingness
        increase if mobile technologies prohibit unvaccinated individuals from
        public spaces? A nationwide discrete choice experiment from China. Vaccine
        2022; 40: 7466–7475. doi:10.1016/J.VACCINE.2021.10.020

[99]   Bundeszentrale für gesundheitliche Aufklärung. Fragen und Antworten zur
        Grippeimpfung. 2023; Im Internet: https://www.impfen-
        info.de/grippeimpfung/fragen-und-antworten/; Stand: 23.01.2023

[100]   UK Health Security Agency. COVID-19 vaccine surveillance report - week 46.
        2021; Im Internet:
        https://assets.publishing.service.gov.uk/government/uploads/system/uploa
        ds/attachment_data/file/1034383/Vaccine-surveillance-report-week-

46.pdf; Stand: 18.01.2023

[101]   Wurster M. 2G-Regel in Kirchen: Der Geist der Furcht. 2022; Im Internet:
        https://www.zeit.de/kultur/2022-02/2g-regel-kirche-glaube-gemeinschaft-
        corona?utm_referrer=https%3A%2F%2Fduckduckgo.com%2F; Stand:
        23.01.2023

[102]   Kampf G. The epidemiological relevance of the COVID-19-vaccinated
        population is increasing. Lancet Reg Heal Eur 2021; 11: 100272.
        doi:10.1016/j.lanepe.2021.100272

[103]   Heinze S. Corona-2G-Regel: Ethikerin warnt vor Spaltung der Gesellschaft.
        2021; Im Internet: https://www.rnd.de/gesundheit/corona-2g-regel-
        ethikerin-warnt-vor-spaltung-der-gesellschaft-
        EC3BR26ZOVC5HL36KMPJLX3EDI.html; Stand: 07.01.2023

[104]   Dinnes J, Sharma P, Berhane S, et al. Rapid, point-of-care antigen tests for
        diagnosis of SARS-CoV-2 infection. Cochrane database Syst Rev 2022; 7:
        CD013705. doi:10.1002/14651858.CD013705.PUB3

[105]   FOCUS Online. Großbritannien beendet Covid-Maßnahmen: So riskant ist
        Johnsons Exit-Strategie. 2022; Im Internet:
        https://www.focus.de/gesundheit/news/selbst-die-maskenpflicht-faellt-die-
        spinnen-die-briten-epidemiologe-sagt-wie-riskant-johnsons-exit-strategie-
        ist_id_41278654.html; Stand: 18.01.2023

[106]   n-tv. Trotz explodierender Fallzahlen: Dänemark will alle Corona-
        Maßnahmen beenden. 2022; Im Internet: https://www.n-
        tv.de/panorama/Daenemark-will-alle-Corona-Massnahmen-beenden-
        article23084472.html; Stand: 18.01.2023

[107]   Robert Koch-Institut. Nationaler Pandemieplan Teil I. 2017; Im Internet:
        https://www.gmkonline.de/Dokumente.html; Stand: 23.01.2023

[108]   Prosser A, Helfer B, Streiner DL. Evaluating the number of unvaccinated
        people needed to exclude to prevent SARS-CoV-2 transmissions. medRxiv
        2021; 2021.12.08.21267162. doi:10.1101/2021.12.08.21267162

[109]   NDR. Aus für 2G im Einzelhandel: Weil plant Anhörung vor OVG. 2021; Im
        Internet: https://www.ndr.de/nachrichten/niedersachsen/Aus-fuer-2G-im-
        Einzelhandel-Weil-plant-Anhoerung-vor-OVG,einzelhandel436.html; Stand:
        30.12.2022

[110]   NDR. Nach 2G-Urteil: Diese Corona-Regeln sind jetzt aktuell. 2021; Im
        Internet: https://www.ndr.de/Nach-2G-Urteil-Diese-Corona-Regeln-sind-
        jetzt-aktuell,corona9538.html; Stand: 30.12.2022

[111]   NDR. OVG Lüneburg kippt 2G-Regelung für Sport unter freiem Himmel.
        2022; Im Internet:
        https://www.ndr.de/nachrichten/niedersachsen/lueneburg_heide_unterelb

e/OVG-Lueneburg-kippt-2G-Regelung-fuer-Sport-unter-freiem-Himmel,corona9984.html; Stand: 30.12.2022

[112] Hussendörfer E. „2G hat nichts mit Diskriminierung zu tun": Ethiker warnt vor „Kampfbegriffen". 2021. Im Internet: https://www.focus.de/gesundheit/coronavirus/wolfram-henn-im-focus-online-interview-ethiker-warnt-vor-falschen-kampfbegriffen-2g-hat-nichts-mit-diskriminierung-zu-tun_id_24410187.html; Stand: 07.01.2023

[113] Vooren C. Corona-Pandemie: Die Gesellschaft muss sich spalten! 2021; Im Internet: https://www.zeit.de/gesellschaft/zeitgeschehen/2021-11/corona-pandemie-querdenker-impfgegner-gesellschaft-spaltung-5v8?utm_referrer=https%3A%2F%2Fwww.startpage.com%2F; Stand: 19.01.2023

[114] Strate G. 2G-Regel in Hamburg - Ein Angebot, das man nicht ablehnen kann. 2021; Im Internet: https://www.cicero.de/innenpolitik/2g-regel-in-hamburg-ein-angebot-das-man-nicht-ablehnen-kann-tschentscher; Stand: 20.12.2022

[115] Kampf G. COVID-19: stigmatising the unvaccinated is not justified. Lancet 2021; 398: 1871. doi:10.1016/s0140-6736(21)02243-1

[116] Bohnert JA, Ulm L, Hübner NO, et al. The epidemiological relevance of the COVID-19-vaccinated population is decreasing after booster vaccination, as shown by incidence rate ratios. Lancet Reg Heal Eur 2022; 16: 100372. doi:10.1016/j.lanepe.2022.100372

[117] Kampf G. The epidemiological relevance of the COVID-19-vaccinated population is decreasing after booster vaccination, as shown by incidence rate ratios-author's reply. Lancet Reg Heal Eur 2022; 16: 100376. doi:10.1016/J.LANEPE.2022.100376

[118] Bor A, Jørgensen F, Petersen MB. Discriminatory Attitudes Against the Unvaccinated During a Global Pandemic. Nature 2023; 613: 704-711. doi:10.1038/s41586-022-05607-y

[119] Caplan AL. Stigma, vaccination, and moral accountability. Lancet (London, England) 2022; 399: 626–627. doi:10.1016/S0140-6736(22)00189-1

[120] WHO. Working Group on Amendments to the International Health Regulations (2005). 2022; Im Internet: https://apps.who.int/gb/wgihr/; Stand: 20.01.2023

[121] Zinn A. Zwischenruf eines Geimpften: Warum ich Verständnis für die Impfskeptiker habe. 2022; Im Internet: https://www.berliner-zeitung.de/wochenende/zwischenruf-eines-geimpften-warum-ich-verstaendnis-fuer-die-impfskeptiker-habe-li.204231; Stand: 19.01.2023

[122] Gujer E. Bittere Corona-Bilanz: Deutschland tauschte Freiheit für Geld. 2022;

Im Internet: https://www.nzz.ch/meinung/der-andere-blick/bittere-corona-bilanz-die-deutschen-tauschten-freiheit-fuer-geld-ld.1718240; Stand: 20.01.2023

Zum Autor

Günter Kampf ist Sachbuchautor, selbstständiger Facharzt für Hygiene und Umweltmedizin in Hamburg sowie außerplanmäßiger Professor für Hygiene und Umweltmedizin an der Universität Greifswald. Er hat mehr als 240 wissenschaftliche Veröffentlichungen in meist internationalen Fachzeitschriften, 44 Buchkapitel sowie neun Fachbücher veröffentlicht. Die wissenschaftlichen Themenschwerpunkte sind verschiedene Aspekte der Händehygiene, Flächendesinfektion, Resistenzbildung gegenüber Wirkstoffen in Desinfektionsmitteln sowie Präventionsmaßnahmen im Rahmen der COVID-19-Pandemie.

Leseempfehlung

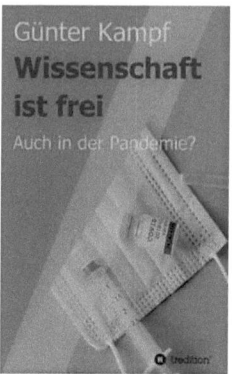

Es steht nicht gut um die Freiheit der Wissenschaft. Ihre Unabhängigkeit, finanziert durch den Staat, ist normalerweise ein großer Vorteil, solange der Staat kein eigenes Interesse am Ergebnis hat. Doch in der COVID-19-Pandemie scheint das bei einzelnen Fragestellungen nicht mehr zu gelten. Wissenschaftliche Veröffentlichungen zu Masken wurden aus fadenscheinigen Gründen abgewertet oder zurückgezogen. Politiker üben offenen Druck auf Wissenschaftler aus, wenn diese nicht den Kurs der Regierenden unterstützen. Die Leopoldina beschreibt ein Dokument als Wissenschaft, was in keiner Weise den Ansprüchen an evidenzbasierte Empfehlungen entspricht. Die Wissenschaft sollte öffentlich Distanz zu staatlichen Autoritäten wahren, kontroverse Debatten einfordern und politische Entscheidungen und ihre Begründungen fortwährend kritisch und ergebnisoffen auf ihre wissenschaftlichen Grundlagen hinterfragen.

,,Sehr lesenswerter Abriss über die Diskrepanz zwischen Anspruch und Wirklichkeit der Wissenschaft zu Zeiten von Corona.''

Amazon Kunde (2022)

174 Seiten, www.tredition.com

Leseempfehlung

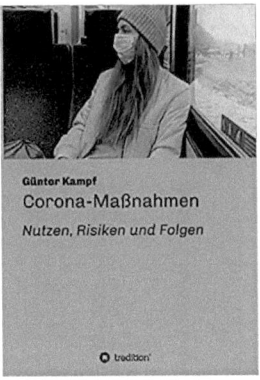

Günter Kampf
Corona-Maßnahmen
Nutzen, Risiken und Folgen

○ tredition®

Zahlreiche Maßnahmen wurden im Rahmen der COVID-19-Pandemie in Deutschland verhängt. In diesem Buch wird beschrieben, in welchen Körpersekreten infektiöses SARS-Coronavirus-2 nachweisbar ist, welche Erkenntnisse zu Übertragungswegen vorliegen und welche Menschen bzw. Berufsgruppen besonders gefährdet sind. Es werden Maßnahmen wie das Anlegen einer Mund-Nasen-Bedeckung, das Abstand halten, die Desinfektion von Flächen, der Lockdown sowie die Impfung auf wissenschaftlicher Basis bewertet. Wie gut können durch sie die Übertragung des SARS-CoV-2 verhindert werden? Welche Risiken sind mit ihnen assoziiert und welche gesundheitlichen und gesellschaftlichen Folgen können sie haben? Der Autor kommt zu dem Schluss, dass nicht von jeder Maßnahme ein Gesundheitsnutzen zu erwarten ist. Im Gegenteil: einige von ihnen können sogar mit relevanten Risiken und gravierenden gesundheitlichen Folgen verbunden sein.

"Selbst wenn man andere Ansichten als der Autor in der Schlussfolgerung vertritt, so ist die Lektüre gewinnbringend, da die internationale Forschungslage umfassend dargestellt wird."

Amazon Kunde (2022)

340 Seiten, www.tredition.com